W0262670

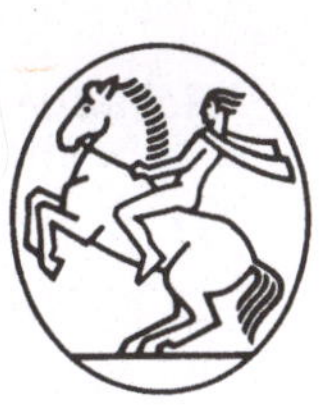

Redaktion

H. P. Bilek
O. Frischenschlager
W. König
G. Linemayr
I. Sokal

Wissenschaftlicher Beirat

H. Becker, Heidelberg
C. Buddeberg, Zürich
M. Hartmann, Groß-Zimmern
M. Kahleyss, München
P. Kutter, Frankfurt
B. Mangold, Innsbruck
P. Möhring, Gießen
M. Ringler, Wien
G. Strittmatter, Münster
A. v. Vietinghoff-Scheel, Langgöns
W. Wesiack, Innsbruck
M. Wirsching, Freiburg

Österreichische Gesellschaft für
Psychoonkologie (Hrsg.)

Jahrbuch der Psychoonkologie 1992

Springer-Verlag Wien New York

Österreichische Gesellschaft
für Psychoonkologie
Berggasse 20/25
A-1090 Wien

Das Werk ist urheberrechtlich geschützt.
Die dadurch begründeten Rechte, insbesondere die der Übersetzung, des Nachdruckes, der
Entnahme von Abbildungen, der Funksendung, der Wiedergabe auf photomechanischem
oder ähnlichem Wege und der Speicherung in Datenverarbeitungsanlagen, bleiben, auch
bei nur auszugsweiser Verwertung, vorbehalten.
© 1992 Springer-Verlag/Wien
Printed by Druckerei Berger & Söhne Gesellschaft m.b.H., Horn

Gedruckt auf säurefreiem Papier

Die Wiedergabe von Gebrauchsnamen, Handelsnamen, Warenbezeichnungen usw. in diesem Buch berechtigt auch ohne besondere Kennzeichnung nicht zu der Annahme, daß solche Namen im Sinne der Warenzeichen- und Markenschutz-Gesetzgebung als frei zu betrachten wären und daher von jedermann benutzt werden dürften.

Mit 12 Abbildungen

ISBN-13: 978-3-211-82424-5   e-ISBN-13: 978-3-7091-9269-6
DOI: 10.1007/ 978-3-7091-9269-6

Vorwort

Die Österreichische Gesellschaft für Psychoonkologie publizierte bisher 4 Bände der „Beiträge zur Psychoonkologie" (erschienen im Facultas-Universitätsverlag Wien), um die anläßlich der jährlichen Arbeitstagungen in Bad Ischl gehaltenen Vorträge einem größeren Kreis zugänglich zu machen.

Das Interesse an diesen Publikationen sowie das Echo, das psychoonkologische Forschung zunehmend in der Weiterbildung bei den medizinischen Berufen aber auch bereits in der Versorgung selbst findet, ermutigte uns, diese Reihe nun regelmäßiger, vorläufig jährlich fortzusetzen; daher auch die Namensänderung in „Jahrbuch der Psychoonkologie".

Wie bisher werden weiterhin Vorträge der Ischler Tagungen abgedruckt werden sowie andere Beiträge, die vor allem der Weiterbildung der an der onkologischen Versorgung beteiligten Berufsgruppen dienen sollen.

Darüber hinaus soll aber in Zukunft ein Teil des Bandes auch wissenschaftlichen Artikeln offenstehen. Diese Beiträge werden von zwei Mitgliedern des wissenschaftlichen Beirates, für den sich namhafte Psychoonkologen des deutschen Sprachraumes zur Verfügung gestellt haben, begutachtet. Es werden so künftig etwa 3-5 wissenschaftliche Beiträge in jedem Band erscheinen können.

Den thematischen Rahmen für diese Beiträge will die Redaktion bewußt sehr weit fassen: es soll um die psychosozialen Aspekte der Konfrontation mit Krebs in allen Phasen und auf allen Ebenen gehen. Wir sind überzeugt, daß es dem Erkenntnisfortschritt förderlich ist, wenn weder thematische noch methodische Zugänge zum Phänomen Krebs ausgeklammert werden.

Der Springer-Verlag Wien hat dankenswerterweise die verlegerische Betreuung übernommen. Wir möchten mit Hilfe der Autoren, des Beirates und der Redaktion ein anspruchsvolles psychoonkologisches Periodikum aufbauen und hoffen, damit noch mehr Leser zu gewinnen.

Wien, im Oktober 1992   Die Redaktion

Inhaltsverzeichnis

Autorenverzeichnis

Bahnson Claus Bahne, Dr. phil., past Professor of Psychiatry, University of California, San Francisco und Thomas Jefferson University, Philadelphia

Bilek Hans Peter, Dr. med., Facharzt für Psychiatrie und Neurologie, Psychotherapeut, Obmann der Österreichischen Gesellschaft für Psychoonkologie, Wien

Brömmel Bernhard, Dr. med., Institut für medizinische Psychologie, Universität Wien

Erhart Birgit, Dr. med., Universitätsklinik für Kinderheilkunde, Universität Innsbruck

Frischenschlager Oskar, Dr. phil., Psychotherapeut, Klinischer Psychologe, Institut für medizinische Psychologie, Universität Wien

Harrer Michael, Dr. med., Universitätsklinik für Medizinische Psychologie und Psychotherapie, Universität Innsbruck

Hartmann Matthias, Dipl. Psychologe, Soziologe M.A., Psychotherapeut BDP, Münster bei Dieburg

Hexel Martina, Dr. phil., Psychotherapeutin, Klinische Psychologin, Institut für Medizinische Psychologie, Universität Wien

Ladenbauer Wolfgang, Dr. med., praktischer Arzt, Psychotherapeut, Wien

Mangold Burkard, Univ. Doz., Dr. med., Oberarzt, Leiter der Psychotherapeutischen Abteilung, Universitätsklinik für Kinderheilkunde, Innsbruck

Papst Fritz, Wien

Piribauer Franz, Dr. med., praktischer Arzt, Psychotherapeut, Wien

Smrekar Ulrike, Dr. phil., Psychotherapeutin, Psychotherapeutische Abteilung, Universitätsklinik für Kinderheilkunde, Universität Innsbruck

Uhlenbruck Gerhard, Dr. med., Univ. Prof., Direktor des Instituts für Immunbiologie, Universität Köln

Der Einfluß von Langzeitpsychotherapie mit einem HIV-positiven, hämophilen Patienten auf den Verlauf der Erkrankung und immunologische Parameter

H. P. Bilek und F. Piribauer

Kurzfassung

Es wird über den Effekt einer Langzeitpsychotherapie (Dauer: 57 Monate) eines HIV+, hämophilen Patienten und deren Einfluß auf Immunparameter berichtet. Bei dieser Einzelfallbeobachtung ergab sich ein augenfälliger Zusammenhang zwischen den Lebenskrisen des Patienten – hauptsächlich durch Verlusterlebnisse gekennzeichnet – und insbesondere dem Immunparameter: Prozentsatz der T4 Zellen.

Obwohl sich der Zusammenhang zwischen Befindlichkeit und Immunparametern als statistisch nicht signifikant erwies, wird die Vermutung geäußert - gestützt auf Untersuchungsergebnisse aus der Psychoonkologie – daß auch bei dieser Erkrankung psychosoziale Unterstützung des Patienten sowohl die Lebensqualität als auch die -dauer positiv beeinflußt.

Schlüsselwörter: HIV-Infektion, Psychotherapie, Einfluß auf Immunparameter.

Summary

The effects of a longtime-psychotherapy (duration 57 months) on immuneparameters in HIV+ hemophiliacs are shown. In this single-patient-study an obvious correlation between life-crisis of the patient – especially loss events – and the immuneparameter T4 percentage, could be seen.

Nevertheless the correlation between the scores of well-being and immuneparameters showed not to be significant, it is presumed – supported by the results of the psychooncology research – that also in the AIDS-desease, life quality als well as life-time can be well influenced by psychosocial support.

Keywords: HIV-infection, psychotherapy, influence on immune-parameters.

Bislang sind die Faktoren, die den Krankheitsverlauf nach einer HIV-Infektion beeinflussen, kaum bekannt. Im folgenden soll anhand einer

Falldarstellung der Zusammenhang zwischen Krisen des Patienten sowie der von ihm regelmäßig vorgenommenen Selbsteinschätzung und Immunparametern dargestellt werden. Die Dauer des Beobachtungszeitraumes betrug 57 Monate.

Historischer Hintergrund

In Reaktion auf die dramatische Situation der HIV-1 positiven hämophilen Patienten, die nach den ersten infektionsbedingten Toten entstanden war, initiierte eine pharmazeutische Firma, die sich für die infizierten Blutkonserven mitverantwortlich fühlte, im Jahre 1986 ein gruppentherapeutisches Angebot für die betroffenen Patienten. Das Setting war auf die üblichen Bedingungen, eine Doppelstunde pro Woche abgestimmt, der Therapeut war von der Ausbildung her Psychiater und Gestalttherapeut. Das Therapieziel war vorrangig als Krisenbewältigung definiert. Der Patient, über den berichtet wird, stieß 1987 zu dieser Therapiegruppe, er wußte seit 1985, daß er HIV-infiziert war und war bis zu seinem Eintritt in die Gruppe nicht immunologisch behandelt worden.

Methode

Immunologische Parameter wurden ab 1987 regelmäßig im Rahmen der routinemäßigen ärztlichen Kontrollen durch die Beratungsstelle der Österreichischen Aids-Liga erhoben (siehe Tabelle 1). Die Blute und der Urin wurden jeweils morgens, immer am selben Wochentag abgenommen. Wenn der Patient von belastenden Situationen berichtete oder wenn er während der ärztlichen Untersuchung den Eindruck einer außergewöhnlichen Belastetheit machte – diese Gespräche fanden zeitlich jedenfalls vor der Besprechung des immunologischen Befundes statt – dann wurde dies in einem standardisierten Bericht dokumentiert. Unabhängig davon bat der Psychotherapeut den Patienten, seine aktuelle Befindlichkeit auf einer linear-analogen bipolaren 10stufigen Skala von –5 bis +5 einzustufen, wobei –5 suizidnahe Stimmung bedeutete und +5 die beste Stimmung, in der er sich jemals befunden hatte.

Die Psychotherapie wurde, wie beschrieben, während des gesamten Untersuchungszeitraumes fortgeführt (September 1987 bis Mai 1992).

Die statistische Prüfung der Daten erfolgte mittels Kolmogorov-Smirnov Test hinsichtlich Normalverteilung, mit Wilcoxon Test für matched pairs nach Angleichung der Mittelwerte und/oder Z-Wertestandardisierung und Korrelationsberechnung (parametrisch mittels Pearson's R und nonparametrisch mittels Spearman-Rangkorrelation).

Die Berechnungen wurden jeweils für die Bedingung mit und ohne Neopterin vorgenommen (also mit vollständigen und unvollständigen Datensätzen).

Tabelle 1. Befindlichkeitswerte (subjektiv) und Immunwerte während des Beobachtungszeitraumes (57 Monate)

Date	Months observ.	T4	T4 %	Ratio	Neopterin	Self-estim. Score
1987 09	0	502	31	0,6	240	− 5 *
1988 01	4	699	37	0,9	227	+ 4
1988 08	11	567	35	0,8	334	− 2
1989 02	17	697	38	1,0	335	− 2
1989 10	26	592	33	0,7	337	− 3 +
1990 03	31	576	30	0,6	354	− 3
1990 11	38	530	33	0,7	−	0
1991 06	45	480	29	0,5	326	− 4
1991 10	50	740	35	0,7	−	+ 4
1991 11	51	480	38	0,8	−	+ 4
1992 05	57	560	31	0,5	354	+ 2

* unabhängige Feststellung einer depressiven Stimmung
+ unabhängige Feststellung außergewöhnlicher beruflicher Probleme

Ergebnisse

Die nonparametrischen Tests ergaben eine hohe Wahrscheinlichkeit für die Ähnlichkeit des Verlaufes der Selbsteinschätzung und des T4-Zellprozentsatz ($p = 0,9292$), parametrische und nonparametrische Korellationen ergaben zwischen T4 Prozentsatz und Selbsteinschätzung ($R = 0,5866$ und $r = 0,6582$, nicht signif., siehe Tabelle 2) den höchsten Zusammenhang. Alle anderen Begleitparameter ergaben eine schwächere Korrelation /T4 absolut, T4/T8 ratio, Neopterin in der angegebenen Reihenfolge).

Entsprechend der Ähnlichkeit, die sich bei den nonparametrischen Verfahren zeigte, ist ersichtlich, daß sich die Immunwerte, wenn es dem Patienten gelang, eine Krise zu bewältigen, verbesserten und sich verschlechterten, wenn eine neue Krise auftauchte (siehe Tabelle 3). Die Tiefs fielen auf die Zeiträume September 87, August 88, eine längere

Tabelle 2. Korrelationsmatrix

	T4 absol.	T4 %	T4/T8	Selbsteinsch.
T4 absol	–	0,4933	0,5536	0,4037
T4 %	0,4933	–	0,9174	0,5866
T4/T8	0,5536	0,9174	–	0,3052
Selbsteinsch.	0,4037	0,5866	0,3052	–

Signifikanz (two-tailed): * = 0,01; ** = 0,001

Tabelle 3. Graphische Darstellung des Verlaufes der Selbsteinschätzung der Befindlichkeit und der Immunwerte (T4 %); 57 Monate Langzeitbeobachtung

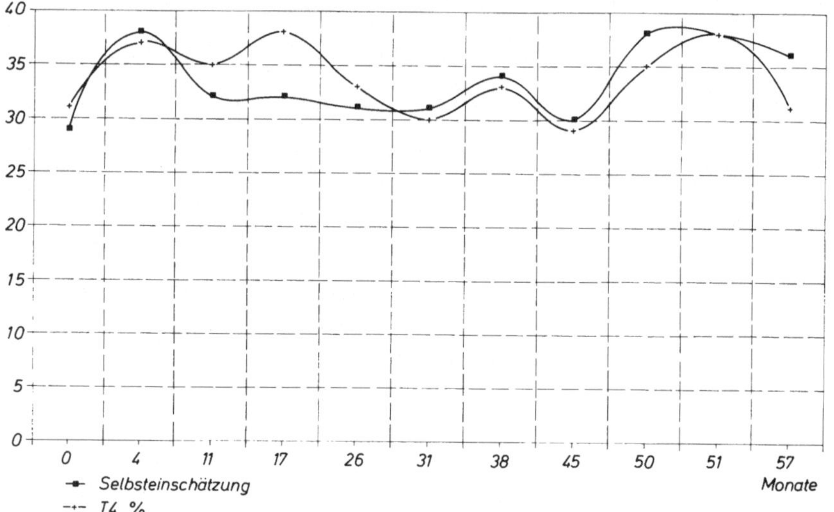

Periode von November 1989 bis März 90 sowie Juli 1991 (= Beobachtungsmonate 0, 11, 26 – 31, 45).

1987 (Beobachtungsmonat 0), unmittelbar vor Beginn der Gruppentherapie zeigte der Patient große Hoffnungslosigkeit (Tiefstwerte der Selbsteinschätzung sowie unabhängig davon depressive Fremdeinschätzung während der ärztlichen (=immunologischen) Untersuchung).

Im August 1988 sowie im Juni 1991 (Beobachtungsmonate 11, 45, die Selbsteinschätzungswerte lagen bei –2 und –4) hatte der Patient die Trennungen von seiner Freundin zu verkraften und dabei das Gefühl von

Wertlosigkeit entwickelt. Der Zeitraum einer verringerten Immunfunktion von Oktober 1989 bis März 1990 (Monate 26–31, Selbsteinschätzung –3) stand im Zusammenhang mit dem Ende einer anderen Beziehung, gekoppelt mit einer schweren beruflichen Krise (ein Vorgesetzter hatte das berufliche Weiterkommen des Patienten blockiert). Im Laufe der Therapie gelang es dem Patienten, über diese Schwierigkeiten hinwegzukommen, er war dann in seiner Arbeit erfolgreich und konnte auch seine Beziehungen besser handhaben.

Diskussion

Wie im onkologischen Bereich nehmen wir aufgrund der hier berichteten Ergebnisse an, daß auch bei HIV-Erkrankungen psychosoziale Faktoren den Krankheitsverlauf mitbeeinflussen. Wir führen die bekannte Untersuchung von Spiegel an, der zeigen konnte, daß psychosoziale Unterstützung von Brustkrebspatientinnen im Stadium der Metastasierung im Rahmen einer Gruppentherapie, deren Lebenszeit verlängerte sowie Schmerzen verringerte. Wir glauben, ähnliche Effekte auch für HIV-Patienten erwarten zu dürfen.

Das teilweise Fehlen einer signifikanten Verteilungsähnlichkeit der T4-Werte und der Selbsteinschätzung einerseits und einer nicht signifikanten Korrelation andererseits glauben wir darauf zurückführen zu können, daß die Daten lediglich von einem Patienten stammen.

Es gibt eine Reihe von Untersuchungen, die unsere Überlegungen stützen. Voran die Studie von Solomon, der zeigte, daß Persönlichkeitsmerkmale mit der Überlebensdauer von Aidspatienten in Zusammenhang stehen. Weiters liegen einige Untersuchungsergebnisse vor, die ebenfalls den positiven Effekt einer psychosozialen Unterstützung auf den Krankheitsverlauf von HIV-Infektionen erkennen lassen (Entus 1989, Jacobsberg und Perry 1992, Sullivan et al. 1992, Antoni et al. 1990, Bliemeister 1990).

Schließlich sei noch, was die psychoimmunologischen Zusammenhänge betrifft, auf die klassische Arbeit von Bartrop (1977) verwiesen, der den Einfluß von Verlusterlebnissen auf Immunprozesse nachweisen konnte. Wir glauben allerdings, daß nicht das Verlusterlebnis als solches den Immunparameter beeinflußt, sondern, daß die mit dem Verlusterlebnis mehr oder weniger stark gekoppelten Gefühle der Hoffnungslosigkeit und der Verlust der Zukunftsperspektiven - wie wir das schon in früheren Arbeiten betont haben – dafür verantwortlich ist (Bilek et al. 1988).

Wir meinen, daß kontrolliert prospektive Studien zur weiteren Klärung erforderlich sind. Abgesehen von diesen methodischen Anforderungen müßte aber eigentlich seitens der Medizin alles Erdenkliche getan werden, um, solange eine Heilung HIV positiver Patienten nicht möglich ist, jede Chance zu nutzen, insbesondere die Psychotherapie. Auch in dieser Hinsicht bestehen weitreichende Parallelen zu den Krebserkrankungen.

Literatur

Antoni MH, et al (1990) Psychoneuroimmunology and HIV-1. J Consult Clin Psychol 58 (1): 38–49

Bartrop RW, Lazarus L, Luckhurst E (1977) Depressed lymphocyte function after bereavement. Lancet i: 834–836

Bilek HP, Frischenschlager O, Reiner G, Jakesz R (1988) Einschätzung der Malignität / Benignität einer neoplastischen Veränderung der Brust mit Hilfe von psychosozialen Parametern bei Patientinnen einer Brustambulanz. Psychother Psychosom Med Psychol 38 (12): 420–424

Entus AK (1989) Psychological interventions in the treatment of persons with AIDS, ARC and asymptomatic HIV infection. Int Conference on AIDS 5, June 4–9, p 735

Jacobsberg LB, Perry S (1992) Medical management of AIDS patients. Psychiatric disturbances. Med Clin North Am 76 (1): 99–106

Piribauer F, Zangerle R (1990) Heterosexual transmission of HIV-1 in women in Austria. Lancet 15, 336: 1514 (letters to the editor)

Solomon GF, Temoshok L, O'Leary A, Zich J (1987) An intensive psychoimmunologic study of long-surviving persons with AIDS. Ann NY Acad Sci V 496: 647–655

Spiegel D, Bloom J, Kraemer H, Gottheil E (1989) Effect of psychosocial treatment on survival of patients with metastatic breast cancer. Lancet 334: 888–891

Sullivan PF, et al (1992) Pharmacotherapy and psychotherapy for major depression in a man with AIDS (letter). Am J Psychiatry (1): 138

Sport, Stress und Immunsystem: Psychoonkologische Aspekte für Prävention und Nachsorge

G. Uhlenbruck

Eines der wichtigsten biologischen Symbole unserer Zeit ist die Doppelhelix der umeinander gewundenen Nucleinsäurestränge, die aufgrund der komplementär zueinander passenden Basenpaare die Basis der Verdoppelung und Weitergabe von Informationen in Form von Erbsubstanz gewährleisten: Leben ist Weitergabe von Informationen, um weiterzuleben und um überleben zu können. Leben bedeutet aber auch Anpassung an die Bedingungen des Lebenkönnens und das Erkennen der für das Leben passenden ökologischen Voraussetzungen. Es beinhaltet ebenfalls, daß Gefahr für das Leben erkannt wird, d.h. all das, was nicht zu dem strategischen Überlebensprinzip eines Lebewesens paßt. Das Passende erkennen und das nicht Passende vermeiden bzw. eliminieren, ist Aufgabe der Sinnesorgane und des Gehirns. Die fünf Sinne informieren uns und bestimmen unser selektiv-utilitaristisches und unser defensiv-protektives Handeln. Das Immunsystem könnte man als sechstes Sinnesorgan bezeichnen: Es erkennt „Selbst" und „Nicht-Selbst", hat ein Gedächtnis, läßt sich im klassischen Sinne konditionieren und kommuniziert wechselseitig mit dem Zentralnervensystem (Abb. 1).

1. Erkennen, Verarbeiten der Erkenntnis
2. Gedächtnis und Konditionierung bzw. Training
3. Kommunikation durch Transmitter
4. Gemeinsame Rezeptoren und gemeinsamer Ursprung
5. Beeinflussung durch das Endokrinum
6. Einfluß von physischem und psychischem Stress

Abb. 1. Gemeinsamkeiten von Psyche und Immunsystem

G. Uhlenbruck

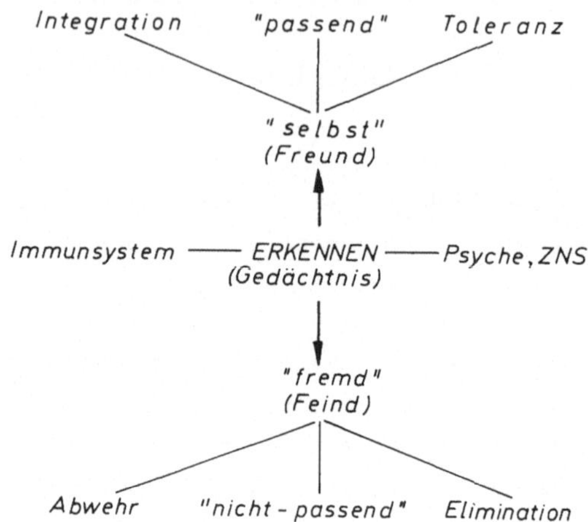

Abb. 2. Analogien zwischen Immunsystem und Gehirn

Die Beziehung zwischen Immunsystem und dem Zentralnervensystem bzw. Gehirn sind deswegen so eng miteinander verwoben, weil sich das Immunsystem aus den primitiven Adhäsionsmolekülen des Zentralnervensystems (N-CAM = Neuronale Zell-Adhäsions-Moleküle) heraus entwickelt hat. So ist die Zahl der Analogien, der Strukturverwandtschaften und der gemeinsamen Transmitter bzw. Rezeptoren groß. Abbildung 2 stellt ein grobes Schema dar, welches auch psychische Faktoren mit einbezieht. Das Immunsystem ist sozusagen unser „inneres Auge", um uns selbst zu überwachen und eingedrungene Fremdstrukturen zu erkennen, was auch für den Fall gilt, daß wir uns selbst fremd werden (Krebs, Autoimmunerkrankungen).

Das moderne Konzept einer Psychoneuroimmunologie bezieht sowohl das Gebiet der Psychosomatik mit ein als auch die Ergebnisse der Stressforschung. In der Tat werden zu den klassischen Leib-Seele-Konstellationen wie Krankheit-Seele und Sexualität-Liebe, die neuen Polaritätspaare Immunsystem-Gehirn oder Sport und Psyche hinzugesellt, wobei molekularbiologische Aspekte in den Vordergrund treten. In Abb. 3 sind diese Paarungen einmal zusammengefaßt und gegenübergestellt.

| Immunsystem – Gehirn | Sexualität – Liebe |
| Krankheit – Seele | Sport – Psyche |

Abb. 3. Leib-Seele-„Probleme"

Diese Konstellationen spielen alle bei der Krebserkrankung eine entscheidende Rolle, sei es bei der Entstehung eines Malignoms oder sei es bei der Verarbeitung dieses Krankheitsgeschehens. Schon die Diagnose einer Krebserkrankung stellt in mancherlei Hinsicht ganz besonders hohe Anforderungen an die psychische Stabilität eines Menschen. Nach unserer Auffassung kann man drei Stadien dieser seelischen Stress-Situation unterscheiden:

1. Der Distress, welcher ganz wesentlich mit zur Krankheit beigetragen hat, und der spätestens bei der endgültigen Diagnosestellung ursächlich mit für den Ausbruch der Erkrankung verantwortlich gemacht wird, sei es, daß man eigenes Versagen und persönliche Schuldgefühle oder Fremdbestimmung und Umwelt dafür mitverantwortlich macht. Oft läßt sich retrospektiv eine Art präcanceröses Syndrom konstatieren.

2. Die psychische Belastung, welche die verschiedenen Formen der Behandlung in Form von Operation, Chemotherapie und Strahlenbehandlung mit sich bringen. Hinzu kommen noch die Probleme familiärer Sorge, der Kontaktverlust zu wichtigen Bezugspersonen und das vorübergehende Ausscheiden aus dem Berufsleben und das damit verbundene Abgeben von geliebten Aufgaben an oft ungeliebte Nachfolger. Nicht selten spielt auch die Nichtausübung eines Hobbies, der Verzicht auf einen Urlaub oder auf die gewohnte Umgebung eine große Rolle.

3. Als dritte Phase kann man die Krebsnachsorge betrachten, bei der Ängste vor dem Rezidiv, der fehlende Mut zu einem zweiten und neuzugestaltenden Leben, sowie ein verringertes Selbstvertrauen bei der Wiedereingliederung in die gewohnte Welt der Familie, des Berufs- und des Freizeitlebens eine große Bedeutung gewinnen. Oft muß eine Reduktion an Lebensqualität in Kauf genommen werden. In diesem Zusammenhang spielt der Sport eine ganz wichtige, manchmal sogar entscheidende Rolle. Zunächst einmal ist der durch Ausdauersport bzw. Gesundheits- und Freizeitsport trainierte Mensch resistenter gegenüber psychischem Distress. Man hat sogar an Personen mit hohem HIV-Infektionsrisiko feststellen können, daß sie die Diagnose „an AIDS erkrankt zu sein" weitaus besser verkraften, wenn sie ausdauertrainiert waren und dadurch eine gewisse psychische Stabilität erworben hatten (LaPerriere et al. 1990, 1991).

Ein zweiter, ebenfalls wichtiger Gesichtspunkt ist der, daß Personen, die ein Leben lang moderates sportliches Training regelmäßig absolviert haben, eine signifikant geringere Chance besitzen, an Krebs zu sterben (Blair et al. 1989). Dies ist aller Wahrscheinlichkeit nach darauf zurückzuführen, daß hierdurch die physischen und psychischen Abwehrkräfte deutlich stabilisiert werden, so daß man auch annehmen kann, daß sie nicht nur die Diagnose einer schicksalhaften Krebserkrankung, sondern auch die therapeutischen Maßnahmen besser verarbeiten können, ganz abgesehen vom disziplinierten Lebensstil dieses Personenkreises, der ebenfalls Stress-reduzierend wirkt.

Eine kaum zu überschätzende Rolle kommt dem Sport allerdings in der Rehabilitationsphase der Krebsnachsorge zu, denn er kann sowohl die geistig-seelischen als auch die immunologischen Abwehrkräfte reaktivieren und stimulieren. Dies kann auf dreierlei Weise geschehen (Peter und Uhlenbruck 1990, Liesen und Uhlenbruck 1992):

1. Durch direkte Wirkung auf das Immunsystem, vermittelt durch eine Entzündungsreaktion aseptischer Natur und der damit verbundenen, durch Interleukine 1, 6 und 11 mobilisierten Akute-Phase-Reaktionen, sowie einer Aktivierung von Immunozyten, insbesondere der Makrophagen, der NK-Zellen und der Neutrophilen. Hinzu kommt eine quantitative und qualitative Verbesserung der durch T- und B- Lymphozyten vermittelten Immunreaktionen (Liesen und Uhlenbruck 1992). Es werden also sowohl die unspezifischen, als auch die spezifisch ausgerichteten Abwehrkräfte mobilisiert (siehe Tabelle 1).

Tabelle 1. Akute-Phase-Proteine

I. Typ 1 Akute-Phase Reaktanden
bedingt durch Interleukine 1 und 6, sowie IL 11;
Alpha-1-saures Glycoprotein
Komplement-Komponente C3
Haptoglobin, Hämopexin, Serum Amyloid A
Heat-Shock Proteine (HSP)
II. Typ 2 Akute-Phase-Reaktanden
bedingt durch IL-6 plus LIF (Leukämie-inhibitorischer Faktor) und IL 11:
Fibrinogen
Thiostatin, Onkostatin
alphal-Antichymotrypsin
alphal-Antitrypsin
alpha2-Macroglobulin
Serum Lektine und HSP (die auch nach eigenen Untersuchungen durch Sportlichen Stress mobilisiert werden könnten).

---

2. Durch eine indirekte Wirkung der körperlich-sportlichen Stress-Reaktion auf die Psyche durch Freisetzung von Neurotransmittern (sowie Interleukinen), welche mit Rezeptoren des Gehirn- und Zentralner-

vensystems in Verbindung treten. Zusätzlich spielen neuroendocrinologische Faktoren (Cortisol) und Hormone (ACTH) eine wichtige Rolle, da auch sie das immunologische Geschehen im Rahmen einer körperlichen Belastung beeinflussen (Neveu 1990, Liesen und Uhlenbruck 1992)

3. Während man diese Art der indirekten Einwirkung auf die Psyche auch als endogen bezeichnen kann, gibt es nach unserer Erfahrung auch eine exogene, direkte Wirkung auf die Psyche durch den psychosozialen Effekt des Sports, der vor allem dann zu beobachten ist, wenn das körperliche Training im Verein oder in der Gruppe durchgeführt wird, wobei sich auch das allgemeine Wohlbefinden durch die körperliche Fitness entsprechend verbessert. Neben diesem durch die Gruppendynamik erzielten psychotherapeutischen Effekt werden durch den regelmäßigen Ausdauersport auch Psychopharmaka, Schmerzmittel und Schlafmittel reduziert in Anspruch genommen.

Das Ereignis der Krebserkrankung wird als Unglück empfunden, oft als unverdientes und ungerechtes Geschehen im Vergleich zum gesunden, gleichaltrigen Mitmenschen. Der Ausdruck „Glück" (siehe Abb. 4) kommt aus dem Althochdeutschen und zwar aus dem Zimmermannssprache, in welcher das Zusammenpassen von zwei Brettern als „Gelükke" bezeichnet wurde, wovon sich auch das Wort „Lücke" ableitet, und entfernt auch der Ausdruck „Fügung", wenn zwei Fugen in- bzw. zueinander passen. Unglück kann man also im weitesten Sinne als alles bezeichnen, was sich nicht passend zu einem bzw., seinem Leben fügt, d.h. es wird einem ein Unglück zugefügt, was nicht zu einem paßt, und somit

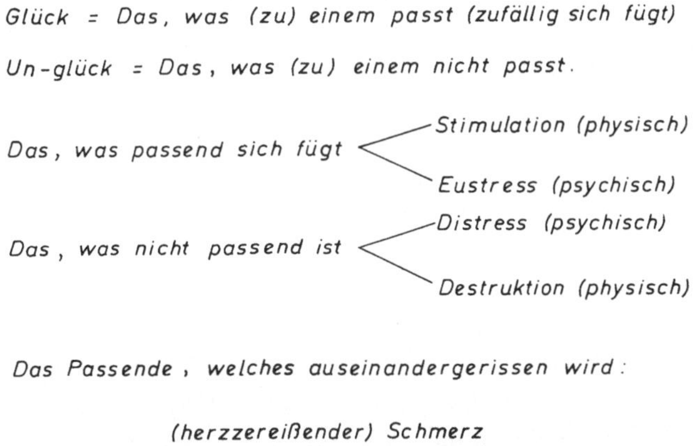

Abb. 4. Glück und Unglück als Stressphänomene

Schmerz erzeugt. Umgekehrt entsteht auch „herzzerreißender" Schmerz, z. B. in einer Liebesbeziehung, wenn etwas Passendes durch Trennung auseinandergerissen wird.

Unglück mündet auf diese Weise in einen chaotichen Seelenzustand, der sich über die Psyche bzw. das ZNS negativ auf das Immunsystem auswirkt (Uhlenbruck 1992). Glück und Unglück lassen sich demnach auch folgendermaßen definieren:

Glück: Aus dem Chaos des Nicht-Passenden das Passende zufällig finden.

Unglück: Aus der Ordnung des Passenden sich zufällig (schicksalhaft) in das Chaos des Nicht-Passenden zu verlieren.

Dabei ist das Zufällige schicksalhaft, wie das auch für den Begriff der Krankheit zutrifft. Was die Krebserkrankung anbetrifft, so wissen wir, daß durch den Verlust oder die Veränderung von Rezeptoren der Zelloberfläche die kontrollierte Wachstumshemmung der sich gegenseitig erkennenden Zellverbände aufgehoben wird, so daß die Ordnung durch zueinander passende Zellrezeptoren nicht mehr gegeben ist: Das Wachstum setzt sich unkontrolliert fort und die Zellen scheren aus dem Verband aus. Die aus ihrer festen Bindung entlassene Krebszelle geht sozusagen fremd und läßt sich da nieder, wo sie neue passende Rezeptoren findet, die zu ihren veränderten Oberflächenmolekülen nunmehr passen.

Dieses Zueinanderpassen von Membranmolekülen führt aber nicht nur zu einem kontrollierten Wachstum, sondern stimuliert ganz allgemein die Zellen. Auch hier liegt die Analogie zum menschlichen Verhalten auf der Hand: Was zu einem paßt, sei es der Beruf, der Partner oder das Hobby, stimuliert den Menschen auch in anderen Bereichen, macht ihn glücklich. Diese Stimulation betrifft auch das Immunsystem, welches, wie schon ausgeführt beispielsweise durch den Eustress einer zu einem passenden Sportart angeregt wird. Stimulation der Innenwelt durch eine passende Umwelt führt aber auch zu dem, was man Erfolg nennt. Oft aber bringt auch die stetige Suche nach dem Glück den Erfolg mit sich. Glück durch Erfolg macht die Menschen jedoch abhängig: Erfolg muß immer wieder erfolgen, die Dosis wird sozusagen gesteigert, die Gedanken kreisen nur noch um dieses Thema, und schließlich kann man ohne den Erfolg nicht mehr leben, man wird unglücklich, wie das durch Krankheit und Altern geschehen kann. Dem nicht-passenden Unglück kommt aber auch eine gewisse Bremswirkung zu, und der Mensch kommt wieder zur Besinnung, d. h. die Bäume, die nicht in den Himmel wachsen, besinnen sich oft auf ihre Wurzeln und vertiefen sie, um neue

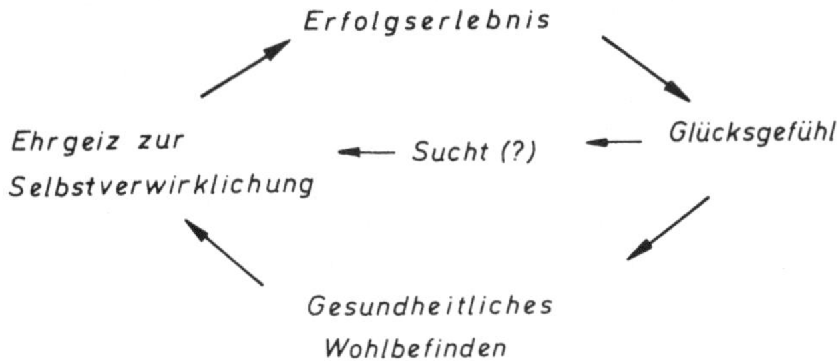

Abb. 5. Immunstimulierende Wirkung von Selbstverwirklichung, Erfolg und Glück

Kraft zu schöpfen. Darin liegt auch ein ganz wesentlicher Aspekt der Krankheitsbewältigung, vor allem bei den Krebspatienten. Abbildung 5 gibt diesen Kreislauf in schematischer Form wieder.

Derartige Zusammenhänge spielen eine bedeutende Rolle in der Krebsnachsorge, weil hier psychoonkologische und psychoneuroimmunologische Prozesse ineinandergreifen und in ihren Regelkreisen untereinander verbunden sind, wobei auch noch psychosoziale Aspekte zu beachten sind.

Auf der Suche nach dem passenden stimulierenden Partner sind Zelle und Mensch - man denke nur an die Eizelle und das Spermium - nicht nur von dem zufälligen Treffen auf passende Rezeptoren abhängig. Man weiß, daß für eine feste Bindung mehrere Rezeptorenpaare notwendig sind. Auf die mannigfaltigen Analogien zwischen Sexualität und Fortpflanzung einerseits, sowie den immunologischen „Erkenntnis"-Prozeß andererseits ist an anderer Stelle ausführlich eingegangen worden (Uhlenbruck 1991a). Wichtig ist außerdem, daß die Annäherung erleichtert wird. Bei der Zelle geschieht das durch die enzymatische, z.B. mit Hilfe des Enzyms Neuraminidase, Entfernung von negativen Ladungen (Neuraminsäure), wie das in vitro möglich ist. Auch in vivo gibt es solche Erleichterungen für die Annäherungsversuche von Zellen. Auf die Psyche übertragen, könnte man das mit der Wirkung des Humors vergleichen, welcher ebenfalls negative Hemmungen abbaut und Annäherungen ermöglicht. Auch er schafft neue Rezeptoren, indem Verkrustungen abgebaut und Falten geglättet werden. Das ist auch wichtig für das Immunsystem: Wenn man den Kummer nicht abwehrt, verkümmert die Abwehr (Uhlenbruck 1992). Krankheit und Trauer supprimieren das Immunsy-

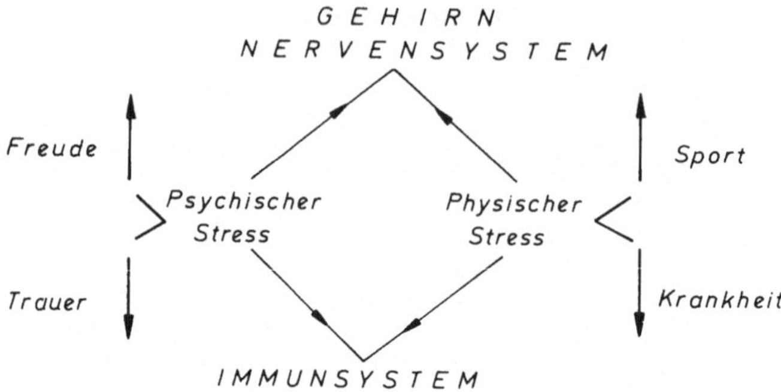

Abb. 6. Einfluß verschiedener Stressfaktoren auf das Immunsystem

stem, Freude und moderater Sport stimulieren es, wobei das Zentralnervensystem eine wichtige Mittlerrolle spielt (siehe Abb. 6) (Ader et al. 1991).

Gesundheit kann man mithin als die Summe aller biologischen und ökologischen Voraussetzungen bezeichnen, die dem Individuum eine optimale Selbstverwirklichung ermöglichen. Dabei spielt nicht nur das Immunsystem eine wichtige Rolle, indem es erkennt was zu uns paßt (self) und was nicht zu uns paßt (not self), sondern auch das menschliche Gehirn mit Hilfe der Sinnesorgane tut das gleiche, indem es aussucht, hinhört, schmeckt und riecht, was wir an Passendem zum Leben bzw. für unser seelisches Wohlbefinden benötigen. Dieses wiederum stärkt und stabilisiert unser Immunsystem. Man spricht daher von einer psychoneuroimmunologischen Achse, die ihre Wurzeln nicht nur in der Psychosomatik hat, sondern auch molekularbiologisch sich zurückverfolgen läßt bis zu den primitiven Adhäsionsmolekülen des Urnervensystems, aus denen sich dann die Erkennungsmoleküle des immunologischen Abwehrsystems entwickelt haben. Folgerichtig hat man das Immunsystem daher auch als das sechste Sinnesorgan bezeichnet. Neben der Fähigkeit des Erkennen-könnens, sind das Erinnerungsvermögen und die mannigfaltigen Möglichkeiten des untereinander und miteinander Kommunizieren-könnens weitere gemeinsame Charakteristika von Nerven- und Immunsystem (Abb. 1). Der verbalen Sprache, ein wertvolles Hilfsmittel, um zu erkennen und zu verstehen, entsprechen die Moleküle der Neuro- und Immunotransmitter, wobei die ersteren Rezeptoren im Immunsystem vorfinden, während letztere auch im Gehirn „Ansprechpartner" haben, was aufgrund des gemeinsamen Ursprungs verständlich ist. Beide Systeme interagieren untereinander und sind voneinander abhängig: Die durch Eustress und Freude stimulierte Psyche stabilisiert das Immunsystem, während die durch Distress und Trauer deprimierte Psyche die immunologischen Abwehrkräfte des Körpers schwächt. Umgekehrt kann eine Schwächung des Körpers durch Krankheit die Psyche negativ beeinflussen und zu einer starken Depression führen („Jede Krankheit kann man Seelenkrankheit nennen" heißt es bei Novalis), während auf der anderen Seite die Stärkung des Körpers durch sportliches Ausdauer-Training die Psyche durch Vermittlung von Endorphinen in Hochstimmung versetzen kann („Runners high"), wie das auch in Abb. 5 gezeigt ist. Den Sport kann man somit auch als aktiven (Eu-)Stress bezeichnen, welcher ebenfalls die Psyche in positivem Sinne aktiviert, er stärkt die körperlichen und die geistigen Abwehrkräfte (Uhlenbruck 1980). Er wirkt dem meist passiv erduldeten und durch Druck von außen erzeugten Distress antagonistisch entgegen, d.h. die körperliche Belastung neutralisiert und kompensiert einen Teil der seelischen Belastung. Oft beruht die letztere auf dem Phänomen der Fremdbestimmung durch andere Menschen oder äußere Umstände. In diesem Sinne muß die Psyche, ebenso wie das Immunsystem, erkennen, was „fremd" für das betreffende Individuum ist, und was „nicht fremd", sondern passend zu einem Lebewesen gehört. Das Erkennen bzw. Erfassen des Passenden respektive des Nicht-Passenden läßt sich demzufolge nach nicht nur auf den molekularen immunbiologischen Abwehrapparat anwenden, sondern auch auf den geistig-seelischen Bereich des nach einer ökologischen Nische suchenden Individuums. Wir haben daher den Begriff „Ökoimmunologie" eingeführt („from egoimmunology to ecoimmunology"), um die große Bedeutung einer ökoimmunologischen Nische als eine der biologischen Voraussetzungen für eine optimale Selbstverwirklichung hervorzuheben (Uhlenbruck 1991b). Die ökoimmunologische Nische stellt die Gesamtheit aller Umweltbedingungen dar, welche den lebensnotwendigen Ansprüchen eines Individuums im Hinblick auf seine Selbstverwirklichung gerecht sind, wobei der Schutz dieser Zielvorstellung durch die intakte Unversehrtheit aller physischen und psychischen Abwehrmechanismen gewährleistet sein muß (siehe Abb. 7).

Die Gesamtheit aller belebten und unbelebten Umweltbedingungen, welche die Verwirklichung der Überlebensansprüche eines Lebewesens in der Weise ermöglicht, daß die körperlichen und psychischen Abwehrkräfte stabilisiert, und weder direkt durch äußere, schädigende Einflüsse,

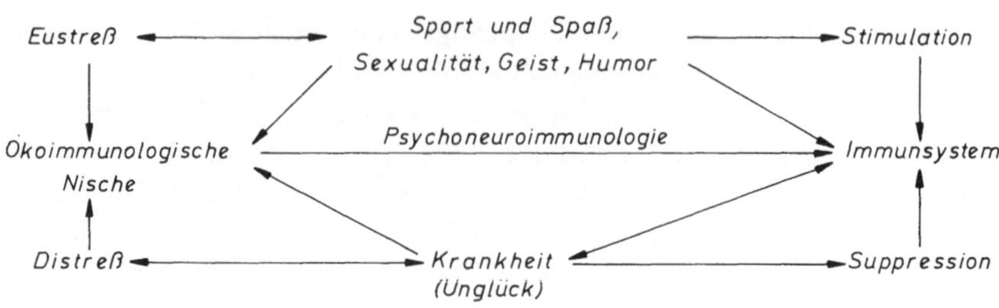

Abb. 7. Die ökoimmunologische Nische

weder indirekt durch schädlichen Streß geschwächt werden. Beispielsweise ist „dicke Luft" am Arbeitsplatz, im Privat- oder Freizeitbereich in ähnlicher Weise schädlich für die Psyche und damit das Immunsystem, wie es die „dicke Luft" durch Umweltschadstoffe sein kann, indem diese das Immunsystem direkt, z. B. durch Verstärker-Effekte bei Asthma, oder indirekt über psychisches Unwohlbefinden destabilisiert (Abb. 8).

Zum Begriff der ökoimmunologischen Nische gehört auch das Glück, sie zu finden. Das Glück muß man gelegentlich etwas biegen, wenn es sich nicht zufällig so fügt, worauf auch die Indogermanische Wortwurzel „leug" hinweist. Man muß es passend machen wie ein Hufeisen, welches ja bekanntlich Glück bringen soll.

Die Analogie zur Immunbiologie ist naheliegend: Auch das Glück ist eine höchst subjektive Angelegenheit („Was Glück ist bestimme ich", defi-

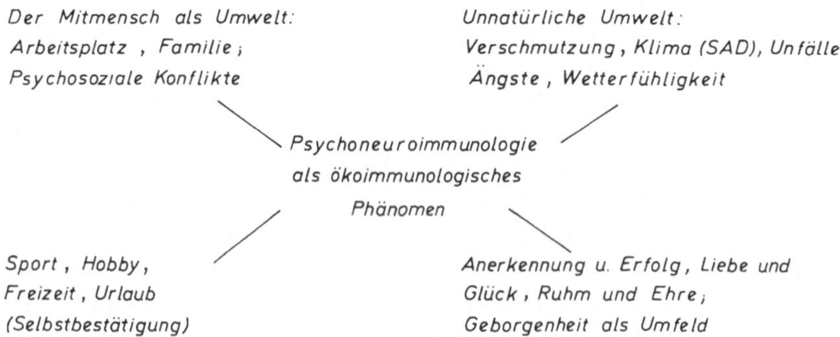

Abb. 8. Ökoimmunologische Beeinflussung von psychoneuroimmunologischen Vorgängen
(*SAD* = Seasonal affected diseases)

nierte Wolfdietrich Schnurre es einmal). Des einen Glück ist des anderen Unglück, sagt das Sprichwort.

Das kann auch daran liegen, daß jemand anderes die zu uns passenden Rezeptoren besetzt, wodurch sich Eifersucht, Aggressionen und Machtinstinkte entwickeln. Das, was zu einem paßt, oder von dem man überzeugt ist, daß es zu einem paßt, das möchte man auch haben. Unglück ist, das Passende nicht zu finden oder es nicht zu bekommen, oder aber das Unpassende schmerzhaft ertragen zu müssen, wobei es zu Deformationen der Rezeptoren bzw. der Persönlichkeitsstruktur kommen kann. Man sieht auch hier, daß die Analogien zwischen psychischer und physischer Immunität verblüffend sind. An einigen Beispielen möge das erläutert werden. Das Bakterium bzw. Virus, dessen Haftmoleküle auf meine Zellrezeptoren passen, hat Glück: Es kann haften, eindringen und sich vermehren, was für mich, den Wirt, Unglück bedeutet, wenn er nicht – glücklicherweise – die passenden Abwehrstoffe hat, welche das Nichtpassende eliminieren können. Auch auf einen Menschen der uns nicht paßt, reagieren wir mit einer psychischen und physischen Abwehrhaltung, „allergisch", wie der Volksmund sagt. Dagegen bedeutet „den zu uns passenden Menschen gefunden zu haben", Glück: Man haftet, dringt in ihn ein (aus der Sicht des Mannes) und vermehrt sich, auch eine Art von mehr „Selbst"-Verwirklichung. Das Passende macht Spaß (Eustress), es stimuliert auch, neben dem Immunsystem, geistiges („Nachwuchs" im weitesten Sinne den Wortes) und materielles („Nestbau", „Firma", ebenfalls weitgefaßt) Wachstum. Der Humor, sinnigerweise ist das Wort aus dem Englischen ins Deutsche übernommen worden, dient dazu, sich über das Nichtpassende in unpassender Weise lustig zu machen. Er gehört zu den wertvollen (wenn man ihn hat) psychischen Abwehr- und Schutzmechanismen geistig weiterentwickelter Lebewesen. So betrachtet, ist die Immunologie auch eine Form der Lebenskunst, die darin besteht, das für einen Passende zu erkennen, um mit dessen Hilfe das Leben zu erhalten und zu vermehren, und das Nichtpassende mit den passenden Mitteln aus seiner ökologischen Nische bzw. seinem Organismus zu entfernen.

Die Harmonie der zueinander passenden Bindungen trifft auch auf die Eigenliebe zu, die Liebe zu sich selbst, die oft bei Krebspatienten verloren gegangen ist. So kommt bei brustamputierten Krebspatientinnen dem Aufbau einer neuen Brust überragende Bedeutung zu, damit sie sich selbst wieder „als Frau akzeptieren" können. Die Eigenliebe kann man als subjektive Selbsterkenntnis bezeichnen, weil sie nicht selten auf einer Lebenslüge beruht, d.h. man macht sich etwas vor, was in der Realität objektiv gesehen anders aussieht. Demnach gilt auch hier, daß der Glaube allein schon hilft, vor allem der Glaube an sich selbst, Gesundheit zu erhalten.

Ganz allgemein werden glückliche Liebesbeziehungen als optimale Form des Zueinanderpassens, des Miteinanderlebens und des Einanderergänzens angesehen. Während die Trauer einer (endgültigen) Trennung das Immunsystem signifikant in seinen Funktionen reduziert, stabilisiert eine gut funktionierende Beziehung die körperlichen und seelischen Abwehrmechanismen. Interessant ist, daß, wie beim Immunsystem, auch diesem Glück gegenüber sich eine gewisse Toleranz bzw. Gewöhnung entwikkeln kann. So ist die hohe Scheidungsrate bei gemeinsam in einem Kibbuz aufgewachsenen Kindern, als eine Art „Gewöhnungs-Toleranz" zu erklären, was gegenüber dem Neuen und Attraktiven besonders haftfähig macht. Das gleiche gilt für Ehen, deren „Rezeptoren-Gemeinschaft" von der Quantität und Qualität her nicht ausreichend war, bzw. wo eine Art von „Down regulation" anstelle der „Up regulation" von Haftpunkten zu registriert werden muß.

Gleich und gleich gesellen sich zwar gern, aber nur, wenn sie ungleiche Profile haben, so wie Schlüssel und Schloß zueinander passen. Ein schönes Beispiel dafür liefert die Immunologie mit den anti-idiotypischen Antikörpern, sozusagen perfekt gemachten Nachschlüsseln. Sie dienen auch einer Kontrolle des Immunsystems, damit dieses Netzwerk nicht ungehemmt weiterwächst. Denn das zueinander Passende stimuliert und vermehrt sich, vor allem, wenn es sich an die Umgebung angepaßt hat oder sich die passende Umgebung ausgesucht hat, ein Gedanke, der schon bei Darwin („survival of the fittest") auftaucht. Äußere Einflüsse, die nicht passen, können in Form von „Unglück" wie eine Art Gegenregulation wirken und dafür sorgen, daß „die (Stamm-) Bäume nicht in den Himmel wachsen". Das gleiche gilt für die Entstehung von Krankheiten, die oft eine schwache Stelle des Immunsystems, insbesondere im Alter, geschickt auszunützen verstehen. Auch der Krebspatient kommt zur Besinnung und beginnt intensiver und bewußter zu leben.

Vielleicht erscheint es „sinnvoll", daß das Glück selten lange dauert („bon heur" sagt der Franzose) und zerbrechlich ist, seit der ständige Kampf ums Überleben permanent neue Anpassungsvorgänge fordert. Wenn der Mensch von Fitness redet, so ist damit nicht nur die körperliche Leistungsfähigkeit gemeint, sondern auch ein Trainingszustand, der es ihm erlaubt, sich jeder veränderten Situation gegenüber flexibel anpassen zu können, auch im Hinblick auf die Mobilisierung geistiger und kör-

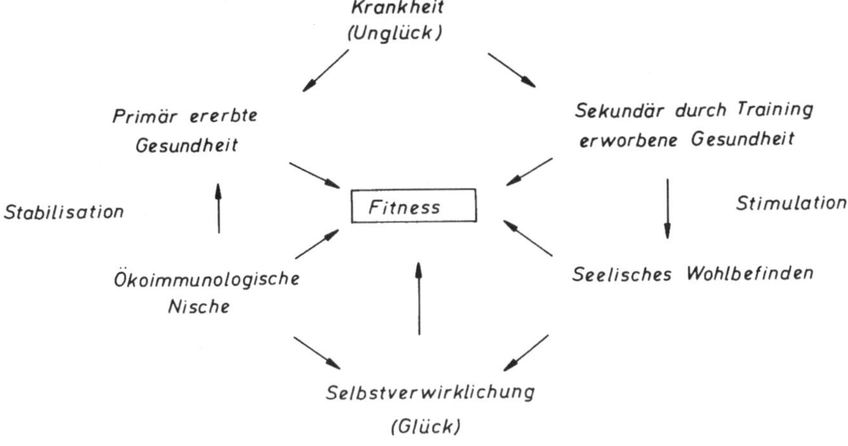

Abb. 9. Einflüsse auf die Fitness eines Menschen

perlicher Abwehr- und Resistenzmechanismen. Fitness ist demnach nicht nur die erworbene Eigenschaft, an und für bestimmte Aufgaben des Lebens angepaßt zu sein, sondern auch größeren und unerwarteten Anforderungen durch eine flexibel gestaltete Anpassungsfähigkeit gewachsen zu sein. Die verschiedenen Aspekte des Fitnessbegriffs sind in Abb. 9 noch einmal zusammengefaßt.

In der Auseinandersetzung um Lebensräume mit unserer Umwelt geht es nicht nur um die Verteidigung der eigenen ökoimmunologischen Nische oder um eine Ausweitung des eigenen Lebens- und Machtbereiches, sondern um ein ausbalanciertes ökologisches Gleichgewicht von höchst egoistischen, aber unterschiedlich strukturierten biologischen Systemen und Lebewesen, eine Symbiose, in der jeder Nutznießer des anderen ist: Leben und Lebenlassen, solange dieses Leben gebraucht wird oder sich überlebt, d.h. von anderen Lebensformen und Lebewesen abgelöst wird.

An einigen Bakterienstämmen, deren Stammbäume ebenfalls nicht in den Himmel, dafür aber sehr in die Breite wachsen, seien die Begriffe Symbiose und Disbiose kurz erläutert. Während die normale Darmflora in idealer Weise dem Wert angepaßt ist und sogar wichtige Funktionen hat, wie zum Beispiel bei der Nahrungsverarbeitung oder als dauernder Stimulus für unser Immunsystem (durch Abgabe von Immunmodulatoren), gibt es pathogene, verwandte Keime, welche an die Wirtszelle herangehen, haften und sich in ihnen vermehren, z.B. pyelonephritogene Coli-Keime. Weil dieses passend Angepaßt-sein unserem Organismus nicht paßt, produziert er passende Antikörper gegen diese Bakterien und ihre Haftmoleküle. Wenn man aber a priori schon ein passendes Rezept der Abwehr hat, hat man Glück und wird nicht infiziert, wie das z. B. bei manchen Blutgruppenkonstellationen der Fall ist, wo man genetisch entweder die passenden Rezeptoren für die Invasoren hat oder nicht hat. Das gleiche gilt für die kreuzreagierenden Blutgruppenisoantikörper, die mit blutgruppenähnlichen Strukturen auf Bakterien reagieren können.

Gerade die genetischen Voraussetzungen für unsere Gesundheit zeigen, daß wir schon bei unserer Zeugung Glück haben müssen, denn seine Eltern kann man sich nicht aussuchen. Das gleiche gilt, wenn auch in stark abgeschwächter Form für die zu einem passenden Mitmenschen, für eine adäquate, heimatliche Umwelt und eine zu einem passende Berufs- und Arbeitswelt, die sich auf die individuellen Talente und die spezielle Begabung beruft. Mit etwas Glück kann man die richtigen, d. h. passenden Menschen finden, den passenden Partner und den passenden Beruf, und so sein „Glück machen". Oder das Glück schmieden bis es paßt, und zwar nicht nur uns paßt, sondern auch in die uns umgebende „Landschaft", in der wir leben - mit „gleichberechtigten", anderen Lebewesen. Das beste Rezept zur Anpassung orientiert sich an den passenden Rezeptoren. Und dies gilt nicht nur für den Bereich der Molekularimmunologie, sondern auch für die Bereiche der Psyche, ob „es uns paßt oder nicht"! Oder, wie Goethe es im „Faust" ausgedrückt hat: „Noch niemand konnte es fassen, wie Leib und Seele so schön zusammenpassen, so fest sich halten, als gar nie zu scheiden und doch den Tag sich immerfort verleiden."

Für die Psychoonkologie ist es von besonderer Bedeutung, daß die Patienten wieder zu einem Erfolgserlebnis kommen und sich Selbstverwirklichen können, um ein gewisses Wohlbefinden wieder zu erreichen. In der vorhergenden Abb. 5 ist aufgezeigt, wie das gesundheitliche Wohlbefinden von Selbstverwirklichung, Erfolgserlebnis und Glücksgefühl abhängig ist und zwar oft so ausgeprägt, daß es zur Sucht führen kann.

Wichtig für den Sport in der Krebsnachsorge ist jedoch, daß man moderaten Sport empfiehlt, der nicht in Stress ausartet, denn wir wissen heute, daß das Stresshormon Cortisol das Immunsystem schwächt. Der circulus vitiosus der gesteigerten Cortisolbildung ist in Abb. 10 schematisch

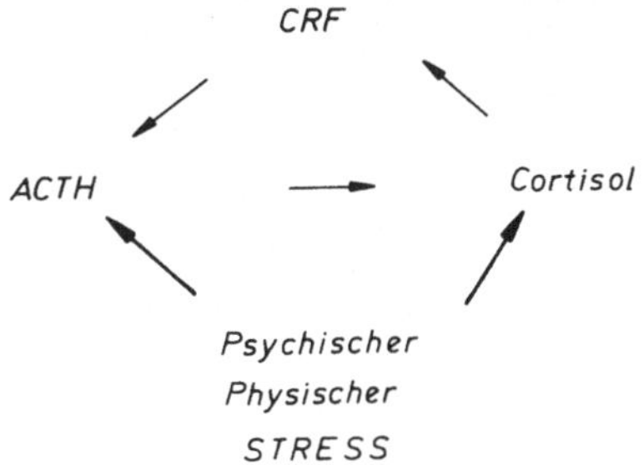

Abb. 10. Stress und Stresshormone, wobei psychischer Stress und physischer Stress in gleicher Weise wirken

dargestellt, wobei CRF das Corticotropin releasing Hormon darstellt. Man sieht, daß es darauf hinausläuft, daß Corticol im Übermaß gebildet wird.

Wenn wir jetzt ganz allgemein nicht nur den Krebspatienten sondern den Menschen in der Balance zwischen Glück und Unglück sehen, dann kommt dem Sport wiederum eine besondere Bedeutung zu, wie das im folgenden Schaubild demonstriert werden soll. Während einerseits das Unglück durch die Cortisolwirkung und anderer hier aufgezeigter Faktoren als negativer Stress sich so auswirkt, daß das Altern des Gehirns beschleunigt wird und das Immunsystem supprimiert wird, bewirkt das Glück eine gegenteilige Entwicklung: Das Immunsystem wird stabilisiert und der Eustress bewirkt kein vorzeitiges Altern von Gehirnneuronen im Sinne einer vorzeitigen Amyloid-Ablagerung. Der Sport hat auch in dieser Hinsicht eine Stabilisierung dieser Balance zur Folge, wie das in Abb. 11 dargestellt ist, wobei auch das Phänomen des Alterns durch Stress (bis zur Stress-Demenz) mit einbezogen ist. Es ist also wichtig, Stress zu vermeiden: Altersweisheiten sind demnach weniger Weisheiten im Alter, als vielmehr Weisheit, um alt werden zu können.

Als brauchbares Modell für den Sport in der Krebsnachsorge hat sich somit bewährt, die psychische Stimulation im Sinne auch von psychosozialem Eustress neben der physischen Stimulation einzusetzen, wobei man auch noch verschiedene Immunstimulantien pflanzlicher oder bakterieller Herkunft einsetzen kann, um das Immunsystem zu stabilisieren und das Risiko des Krebsrezidivs zu reduzieren. Gerade auf dem Gebiet der Immunstimulation durch psychisches Wohlbefinden, körperlicher Fitness und additive bzw. supportive immunstimulatorische Maßnahmen tut sich ein breites therapeutisches Feld auf, welches vielfach noch unbe-

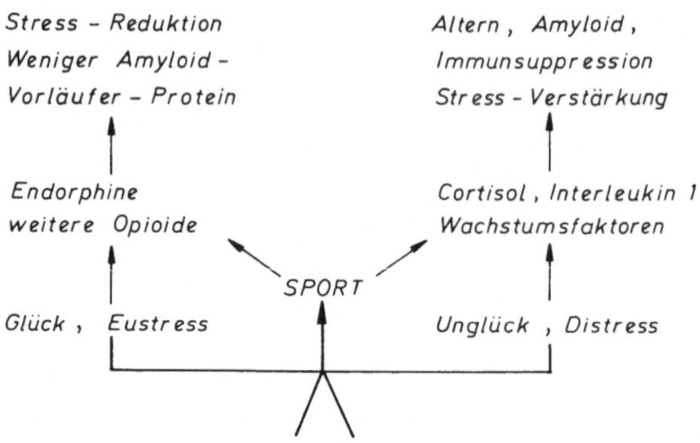

Abb. 11. Stress, Immunsystem und Alter

stellt ist. Der Psychoonkologie kommt in diesem Rahmen eine wichtige übergeordnete Bedeutung zu.

Literatur

Ader R, et al (eds) (1991) Psychoneuroimmunology, 2nd ed. Academic Press, New York

Blair SN, et al (1989) Physical fitness and allcause mortality. A prospective study of healthy men and women. JAMA 262: 2395-2401

LaPerriere AR, et al (1990) Exercise intervention attenuates emotional distress and natural killer cell decrements following notification of positive serologic status for HIV-1. Biofeedback and Self Regulation 15: 229-242

LaPerriere AR, et al (1991) Aerobic exercise training in an AIDS risk group. Int J Sports Med 12: 53-57

Liesen H, Uhlenbruck G (1992) Sports immunology. Sport Sci Rev 1: 94-116

Neveu PJ, Le Moal M (1990) Physiological basis for neuroimmunomodulation. Fundam Clin Pharmacol 4: 281-305

Peters C, Uhlenbruck G (1990) So bleibt die Körperabwehr auf Trab. Sport + Medizin 5: 461-463

Uhlenbruck G (1980) Mens curata in corpore currente? Zur Mentalität des Joggings. Patient Care 3: 76-77

Uhlenbruck G (1990) Was Immunologie mit Sex zu tun hat. Ärztl Prax 1/2: 5

Uhlenbruck G (1991a) Vom Sinn des Attraktiven. Ärztl Prax 17: 5

Uhlenbruck G (1991b) Ökoimmunologie; Momentane Mode oder modernes Modell? Therapiewoche 40: 2551-2554

Uhlenbruck G (1992) Sport und Fitneß – ein Leib-Seele „Problem"? Natur- und GanzheitsMedizin 5: 50-52

Psychosomatisch-systemische Ansätze im Allgemeinen Krankenhaus

C. B. Bahnson

Patienten mit körperlichen Krankheiten haben viele und oft schwere emotionale Proleme. Wir werden hier einige dieser Probleme ins Auge fassen und versuchen, eine vernünftige Behandlungsstrategie zu entwickeln und zu skizzieren. Zu allererst müssen wir betonen, daß es nicht nur kognitive und intellektuelle, oder reale Probleme sind, die im Vordergrund stehen, sondern daß es sich vorwiegend um drängende emotionale Reaktionen handelt, die sich aufdrängen und mit Verständnis und Behutsamkeit behandelt werden müssen.

Gewisse Veränderungen in der Haltung gegenüber Patienten und dem psychosomatischen Verständnis sind während der letzten 20 Jahre beobachtbar, offenbar hat sich doch ein Paradigmawechsel von reduktionistisch-schulmedizinischen Konzepten in Richtung Ganzheitsmedizin und psychosomatischen Ansätzen eingestellt. Gemeint sind jedoch nicht nur klassische psychosomatische Ansätze, wie sie von Alexander (1950), French (1950), Weiss und English (1949), Deutsch und Murphy (1949, 1955), Booth (1964) und anderen entwickelt worden sind, sondern auch patientenorientierte Haltungen, so wie sie etwa von Balint (1984) in London eingeführt wurden, wo man versucht, wie in den berühmten „6 Minuten" ein ganzheitliches Bild vom Patienten zu bekommen.

Dazu kommt, daß in den letzten 20 Jahren, nachdem Balint seinen Ansatz eingeführt hatte, psychiatrische und psychosomatische Disziplinen sich von Individuum-bezogenen Konzepten fortbewegt haben in Richtung eines systemorientierten Verständnisses von multigenerationellen Familiensystemen als einer Grundlage für die dynamischen Entwicklungen von Individuen, die körperlichen und seelischen Krankheiten zugrunde liegen. Diese systemischen Ansätze waren schon in der theoreti-

schen Vorarbeit von Freud erwähnt, zum Beispiel in seinem ausdrückli-
chen Hinweis auf familiäre anamnestische Hintergründe für spätere neurotische Entwicklungen beim Individuum, so wie z.B. in seiner frühkindlichen Verankerung vom Ödipuskomplex, oder seinen klinischen Analy-
sen von „Dora" (Freud 1942) und anderen Patienten, bei denen klar wurde, daß ihre Neurosen im Erwachsenenalter auf Kindheitserlebnisse zurückzuführen waren. Obwohl die frühen Analytiker nur individuell be-
handelten, haben ihre Konzepte trotzdem die Kindheitsfamilien als einen
Hintergrund gesehen, auf dem die individuellen Personen als Figuren erscheinen.

Die neuen Familiensystemansätze kamen zuerst in der Behandlung
von psychiatrisch kranken Personen auf, und große Forscher und Familientherapeuten wie Ackermann (1981), Bowen (1975), Lidz (1963), Whitacker (1976) oder Fleck et al. (1957) haben gezeigt, daß ernsthafte Psychopathologie besonders bei Kindern und jungen Menschen, sowie auch bei
schwerkranken psychotischen Patienten, in ihren Familien verankert waren. Man fand heraus, daß die psychiatrischen Symptone nicht nur für den
Patienten, sondern auch für die Familie als ein Ganzes, eine wichtige Rolle
spielten, so daß eine psychotherapeutische Behandlung der Patienten
außerhalb des Kontextes der kranken Familie nutzlos erschien, wogegen
eine gemeinsame Behandlung von allen Familienmitgliedern positive
und dauernde Resultate brachte.

Unglücklicherweise sind die Psychosomatiker meistens hinter diesen
Erkenntnissen zurückgeblieben und haben weiterhin die physischen Symptome nur mit individuellen dynamischen Faktoren in Verbindung gebracht und haben viel länger als die Psychodynamiker, die sich mit Neurosen beschäftigt haben, sich nur Individuen zugewandt, obwohl während
der letzten 10 Jahre ernsthafte Versuche gemacht worden sind, eine Integration von psychosomatischer Theorie und Familiensystemtheorie zu erreichen (Cousins 1983, Bloch 1976, Bahnson 1986). Aus einem systemtheoretischen Blickwinkel wird eine Krankheit in einer Familie sich nicht
nur aufgrund genetischer Erbanlagen entwickeln, oder wegen gemeinsamen Ernährungs- oder anderen Verhaltens, sondern als eine Repräsentation von Konflikten bei einem oder mehreren Familienmitgliedern, an denen alle anderen Familienmitglieder auch mehr oder weniger teilhaben. Es
geschieht sehr oft, daß weniger entwickelte oder differenzierte Familienmitglieder (z. B. Kinder) eine somatische Krankheit entwickeln, nicht
weil ihre eigenen psychodynamischen Faktoren diese Krankheit bedingen oder diktieren, sondern um unbewußt Bedürfnisse anderer Familien-

mitglieder zu befriedigen - öfters Bedürfnisse, die bei älteren Familienmitgliedern angesiedelt sind. Die Krankheitssymptome eines einzelnen Familienmitgliedes werden dann als ein hochsignifikanter Ausdruck von emotionalen und Phantasieprozessen anderer Familienmitglieder verstanden, oder als ein Vorgang, der einen Familienzusammenhalt fördert, wo sonst Desorganisation oder Trennung drohen. Auf dieser theoretischen Grundlage wird dann verständlich, daß man nicht nur einzelne somatische oder somatisierende Patienten psychotherapeutisch behandeln muß, sondern daß auch die Familien mit einbezogen werden müssen. In den USA, besonders in Kalifornien, ist daher auch eine neue Bewegung im medizinischen Zugang zu schwerkranken Patienten zu beobachten, indem Familientherapie gezielt mit einer optimalen medizinischen Behandlung gekoppelt wird. Eine Basis dafür ist, daß systemtheoretisch gesehen die verschiedenen Systemebenen alle miteinander verbunden sind, sodaß soziale, familiäre, individuelle, psychologische und biologische Faktoren alle miteinander vernetzt sind. So ist also ein Mensch immer mehr als die Summe seiner Organe und Gewebe, bzw. der Krankheiten seiner Organe und Gewebe; eine Familie ist mehr als eine Ansammlung von einzelnen Individuen und so weiter...

Wenn wir über psychosomatische Ansätze in der Medizin sprechen, wird es notwendig zu präzisieren, was wir heute unter „psychosomatisch" verstehen. Psychosomatische Phänomene sind nicht hypochondrische oder opportunistische Krankheiten; „psychosomatische Krankheiten" beziehen sich nicht auf eine spezifische Gruppe von Krankheiten, die sich von anderen Krankheiten unterscheiden. Im Gegenteil, das Wort „psychosomatisch" in Verbindung mit Krankheiten, reflektiert die Anschauung, daß erlebnisbezogene und psychische Prozesse mit phyischen Prozessen zusammenhängen, auch bei der Produktion einer Krankheit, gleichgültig, ob wir über eine psychoneurotische, psychiatrische oder somatische Krankheit sprechen. Der cartesische Mythos, daß Psyche und Soma unabhängige Gleise oder Prozesse meinen, die nur gelegentlich aufeinander wirken, muß von einem Konzept abgelöst werden, in dem keine mentalen Prozesse oder Erfahrungen ohne Aktivierung von mehreren somatischen Systemen möglich sind, und daß unser Soma nicht nur von uns registriert wird – bewußt oder unbewußt – zu allen Zeiten, sondern daß in einem gewissen Sinne unser Soma, jede unserer Zellen, immer „wir selbst" ist. Es gibt keine Krankheiten ohne kranke Personen und ohne, daß sich diese Personen innerhalb einer historischen sowie auch aktuellen Matrix von Verhältnissen und zwischenmenschlichen wie auch objektorientierten Funktionen bewegen. In diesem Sinne ist ein psychosomatischer Zugang eben nicht eine neue komplizierte zusätzliche Struktur von Analyse und Behandlung, sondern erlaubt eine Wiederanknüpfung an die klassischen holistischen Konzepte in der Medizin, von denen wir erst während des letzten Jahrhunderts durch fast perverse philosophische und technologische Schismen zwischen einer Person und ihr selbst, zwischen Psyche und Soma, abgelenkt wurden.

In diesem Sinne betrachten wir eine Krankheit immer als eingewoben in die biographischen und dynamischen Lebenssituationen unserer Patienten und ihrer Familien, und wir betrachten jede Trennung zwischen psychologischen und somatischen Aspekten als sowohl willkürliche wie auch mißverstandene Zugänge, so daß der praktizierende Arzt oder die Ärztin das Leben seiner oder ihrer Patienten immer innerhalb der Bedingungen der ökologischen, sozialen, psychologischen und biologischen Ebenen betrachten muß. Mehrere mögliche Pfade verbinden psychische Erlebnisse mit physischen Prozessen, unter ihnen die klassischen psychosomatischen Mechanismen, die Alexander (1950), French 1950), Deutsch (1962) und mehrere andere klassische Psychosomatiker beschrieben haben. Diese frühen Theoretiker haben besonders die Wirkung von wiederholten emotionalen Regungen erwähnt, die störende körperliche Symptome hervorrufen, und haben auch Konzepte entwickelt, die die symbolischen Repräsentationen innerhalb des Körpers von intrapsychischen Inhalten konzeptualisieren, repräsentiert in dem sogenannten Symbol-Symptom-Komplex.

Ein anderer Pfad, und aus einem systemtheoretischen Gesichtspunkt eine relevantere Formulierung, ist niedergelegt in dem Konzept, daß Individuen durch ihre Sozialisierung, erst als Kind und dann als Erwachsener mit einer wachsenden Intensität andere Leute und Objekte in ihrer Umgebung besetzen. Das bedeutet Interesse, Zugewandheit, gegenseitige Abhängigkeit und gemeinsame oder gegenseitig stimulierende Entfaltung. Ganz früh im Leben (und gewöhnlicherweise mit sich vermindernder Intensität und Fokus mit fortschreitenden Entwicklungsstufen) besetzen wir vorzugsweise unsere körperlichen Organe oder Körperzonen. Die somatische Sphäre und die zwischenmenschliche und objektbezogene Sphäre können in vielen Weisen einander entsprechen, doch, falls die mehr „erwachsene" oder entwickelte Besetzung aufgrund pathologischer zwischenmenschlicher oder sozialer Bedingungen scheitern sollte, wird sie eine Tendenz zeigen, sich wieder in der inneren Körpersphäre anzusiedeln. Wenn das geschieht, werden die konfliktgeladenen symbolischen Elemente der pathogenen Umgebung mit hineingetragen, sodaß ein Zurückziehen der Besetzung von der äußeren Welt in den eigenen Körper öfters ernsthafte Störungen in den inneren physischen Funktionen mit sich bringt, die jedenfalls teilweise die frustrierenden oder traumatischen externen Erlebnisse widerspiegeln.

Der Arzt oder die Ärztin muß die Störungen dechiffrieren und „zurück übersetzen" von der Sprache des Symptoms zu der Lebenssituation, die mit dieser Symptomsprache verknüpft ist, und dadurch, wie es Balint (1984) gesagt hat, im Lichte der Symptome seine Patienten besser zu verstehen versuchen. Das Verständnis von einer Krankheit als einer bedeutungsvollen Kommunikation verlangt vom Arzt, daß er seine Aufmerksamkeit auf die Übersetzung der Symptome richtet, vom inneren somatischen Leben in das äußere soziale Feld, sowohl wie auch von dieser externen Welt zurück in die internalisierte Sprache der Krankheit. Traditionelle medizinische Zugänge scheitern dabei, weil sie nur die Gewebeveränderungen oder Organbeschädigungen miterwähnen und dann versuchen, diese Mißbildungen oder Krankheitsfunktionen durch pharmakologische oder chirurgische Eingriffe zu kontrollieren. Die Bedeutung von Balint's Denken war, daß er versucht hat, eine Brücke zwischen den zwei Kontinenten zu schlagen: zwischen den präsentierten Symptomen und der subjektiven Welt des Patienten, indem er die subjektive Welt des Patienten durch intensive zwischenmenschliche Arzt-Patient-Kontakte mit einbezog. Er aktivierte die Übertragungs- und Gegenübertragungsphänomene als positive Signale für eine neue Weichenstellung durch therapeutische Interventionen.

Was bedeuten nun diese Denkansätze und Befunde für unseren psychotherapeutischen Zugang und die Führung schwerkranker Patienten und ihrer Familien? Erstens kann man öfters nicht so neutral vorgehen, wie wir es gewohnt sind von der Arbeit mit angstneurotischen oder anderen psychoneurotischen Patienten. Statt dessen müssen wir aktiv einen Kontakt herstellen und eine Vermischung von aggressiven und libidinösen Regungen fördern. Eine teilweise „Auflösung" der Individualität und ein entwicklungsmäßiger Rückschritt sind hier eher gefordert als eine Differenzierung und Individualität wie bei neurotisierenden Familien und Patienten. Bei den somatischen Krankheiten geht es darum, die Blockierungen des Lebenslaufes, die mit ihnen in Verbindung stehen, aufzuheben, so daß Lebenskräfte in neue Richtungen geleitet werden können. Wenn das Gefühlsleben, wie bei Somatikern, stark gehemmt ist und besonders, wenn aggressive und libidinöse Gefühle anstatt ausgelebt zu werden regressiv auf den eigenen Körper zurückgespielt werden, dann neigt eine chronische Erkrankung, wenn auch medizinisch tadellos und gut behandelt, dazu, auf diese Therapie nicht anzusprechen, sich sogar weiter zu verfestigen und zu rezidivieren. Theoretisch läßt sich vermuten, daß die aggressiven Abläufe der gehemmten Emotionen und Libido sich in archaischen Routen weiter manifestieren. Gerade deshalb ist es so wichtig, neue und alternative Abfuhrmechanismen zu finden oder zu erzeugen, welche die regressive Entwicklung überflüssig machen. In mehreren günstigen Fällen, in denen ein psychotherapeutischer Einstieg frühzeitig in der Krankheit möglich war, haben wir gesehen, daß die Krankheitsentwicklung viel günstiger als erwartet abgelaufen ist, und in einigen Fällen haben wir eine klinische Heilung observiert, wo man sonst keine Hoffnung für das Überleben des Patienten hatte.

Alle stationären Patienten, jung oder alt, ob mit mittelschweren oder terminalen Krankheiten, erleben schwerbelastende und furchterregende Lebenssituationen. Sich therapeutisch einzuschalten, ist gar nicht leicht, weil wir selbst als Therapeuten so viele Probleme und Widerstände gegenüber den drohenden Krankheitszuständen sowie auch dem bevorstehenden Tod haben. Es ist immer viel leichter, sich dagegen durch objektives oder „wissenschaftliches" Verhalten abzuschirmen, als die existentiellen Erlebnisse von Krankheit mitzuerleben und zu begleiten und durch eine Allianz zwischen dem hoffentlich gut funktionierenden „Ich" des Therapeuten und dem schon geschwächten „Ich" des Patienten die Möglichkeit der Problemlösung des Patienten in signifikanter Weise zu erweitern oder verbessern. So muß der Therapeut ein echtes und furchtloses Engagement leisten können im Gegensatz zu Furcht und Abstand halten, wie es gewöhnlich sowohl seitens der Familie wie auch seitens einiger Ärzte und manchmal auch des Pflegepersonals üblich ist. Die Patienten brauchen etwas Einfaches, Echtes und Stützendes. Sie brauchen wirkliche Anteilnahme von dem Therapeuten, ohne die von der Neurosenbehandlung so bekannten Rahmenbedingungen„ in ihrem Versuch, sich ihren schwierigen Lebens-, und für einige Patienten, ihren Todesbedingungen kreativ und so positiv wie möglich durchzuarbeiten. Viele Patienten befinden sich zur Zeit der klinischen Manifestation ihrer Krankheit in einer Lebenssituation, in der sie sich wie in einer Sackgasse fühlen - wie Sartre (1956) sagt, mit „keiner Ausfahrt" - oder auch in einer Lebenssituation, in der sie sich wie auf einem existentiellen Kreuzweg vorkommen, auf dem es weder in der einen noch in der anderen Richtung in unkomplizierter Weise weitergeht. In solchen Lebenssituationen tauchen oft alte ungelöste

Probleme oder Konflikte wieder auf, frustrierte Träume oder Hoffnungen der Kindheit und Jugend kommen wieder zur Oberfläche, ohne daß sie dann befriedigt werden können. Dann ist es eine therapeutische Aufgabe, eine Wiederverdrängung dieser Regungen zu verhindern und in Zusammenarbeit mit unseren Patienten bessere Lösungen der verschiedenen konflikthaften Regungen zu finden. Wir wissen, daß das Allerschlimmste und Gefährlichste eine Wiederverdrängung ist, weil ja dann die Regungen noch verstärkt in somatischen Prozessen ausgedrückt werden müssen. Deshalb suchen wir nie eine Wiederkehr zu alten Verhaltensreaktionen, sondern wir hoffen auf eine Eröffnung neuer Lösungen, die Blockierungen zur Seite schieben und dadurch erneute Lebenskräfte in Bewegung setzen können. Weil es oft so beängstigend ist, das Alte und Gewohnte aufzugeben und neue kreative, aber unerprobte, Wege zu wählen, ist es besonders wichtig, daß wir als Therapeuten anaklitisch und schützend zur Verfügung stehen, um das Selbst des Patienten und seinen Mut zu neueren Lösungen zu stärken, anstatt vor der blockierenden Lebenskreuzung regressiv zurückzukehren zu erneuten archaischen Lösungen der regressiven Somatisierung.

Literatur

Ackermann NW (1981) The psychodynamics of family life. Basic Books, New York

Alexander F (1950) Psychosomatic medicine. Norton, New York

Bahnson CB (1986) Das Krebsproblem in Psychosomatischer Dimension. In: Uexküll Th v (Hrsg) Psychosomatische Medizin. Urban und Schwarzenberg, München, S 889 – 904

Balint M (1984) Der Arzt, sein Patient und die Krankheit. Klett-Cotta, Stuttgart

Bloch DA (1976) Including children in family therapy. In: Gueri N (ed) Family therapy. Gardner Press, New York

Booth G (1964) Cancer and humanism. In: Kissen D, LeShan L (eds) Psychosomatic aspects of neoplasm. Pittmann, London

Bowen M (1975) Family therapy after 20 years. In: Dyrad J, Freedman D (eds) American handbook of psychiatry, vol V. Basic Books, New York

Cousins N (1983) The healing heart. WW Norton, New York

Deutsch F (1962) Body, mind and the sensory gateways. Basic Books, New York

Deutsch F, Murphy FW (1949) Thus speaks the body. Transact N Y Acad Sci 12: 2

Deutsch F, Murphy FW (1955) The clinical interview. International University Press, New York

Fleck S, et al (1957) The intrafamilial environment of the schizophrenic patient. APA lecture

French T (1950) Study of the integrative process. In: French T (ed) Feelings and emotions. McGraw-Hill, New York

French TM (1941) Psychogenic factors in bronchial asthma. Monogr Psychosom Med 4

Freud S (1942) Bruchstück einer Hysterie-Analyse. Imago, London, S 161-286 (Gesammelte Schriften, Bd. 5)
Lidz T (1963) The family and human adaptation. In: Guerin (ed) Family therapy. Invernational University Press, New York
Sartre JP (1956) Being and nothingness. Philosophical Library, New York
Weiss E, English S (1949) Psychosomatic medicine. Saunders, Philadelphia
Whitacker C (1976) A family is a four-dimensional relationship. Gardner Press, New York

Pädiatrische Psychoonkologie

Teil 1. Kooperation in der pädiatrischen Onkologie - „team approach"

B. Mangold, B. Erhart und U. Smrekar

Die Entwicklung einer Kooperation medizinischer und psychosozialer Behandler in der Pädiatrie ist ein Anliegen, vor allem bei chronisch kranken und lebensbedrohlich kranken Kindern und Jugendlichen. Gemessen am konventionellen Versorgungsmodell, das den Kinderarzt als primären Behandler vorsieht, der andere Experten konsultierend zuzieht, stellt die praktische Kooperation medizinischer und psychosomatischer Behandler eine folgenreiche, oft mit Skepsis und Mißtrauen beobachtete Veränderung dar. Die folgenden Beobachtungen stammen aus einer multizentrischen Studie pädiatrisch-onkologischer Einrichtungen in der BRD (Ulrich, unveröffentlichtes Manuskript).

Arbeitsinhalte, die nach den bisherigen Erfahrungen in psychoonkologisch orientierten Abteilungen sich entwickelt haben, variieren nach Schwerpunkten oder personeller Kapazität. Sie können global in vier Bereiche eingeordnet werden (Ulrich 1991).

1. Psychosoziale Versorgung als Krisenintervention (unmittelbare Maßnahmen): Die notwendige, oft intensive medizinische Behandlung verlangt ein optimales Mitarbeiten des Patienten und seiner Familie. Störungen der Behandlung können aus dem Krankheitsverlauf – Progression, Rezidiv – aus behandlungsbedingten Belastungen aber auch aus nicht unbedingt krankheitsbedingten aber auf die Behandlung rückwirkenden Krisen des familiären Zusammenlebens oder der psychischen Einstellung, Entwicklung des Kranken resultieren.

2. Psychosoziale Maßnahmen zur Verbesserung der psychosozialen Verträglichkeit: Eine bessere Akzeptanz medizinischer Behandlung ist oft nur über eine Sensibilisierung auf Prozesse im zwischenmenschlichen

Bereich – im Dialog mit den Patienten, der Familie und auch durch einen offenen Dialog im Team zu erreichen.

3. Psychosozial-flankierende Versorgung: Unter flankierender Versorgung versteht man eine psychosoziale Unterstützung zur Absicherung der medizinischen Behandlung gegen externe, also aus dem sozialen Lebensumfeld stammende Belastungen. Konflikte und Krisen auf der psychologisch-sozialen Ebene ziehen häufig „Behandlungskrisen" nach sich.

4. Psychosoziale Versorgung als präventive und unmittelbare Strategie in einem psychosomatischen Sinne: Wegen der unvermeidbar engen Verzahnung und wechselseitigen Abhängigkeit von Lebensalltag, Krisenbewältigung und der Behandlung ist die psychosoziale Versorgung als präventive Strategie in der Medizin das Kernstück im Rahmen der kooperativen Behandlung. Es geht hier um die Begleitung des Kindes in seiner Familie, um ihnen den Raum zu verschaffen, der eine persönliche Bewältigung, eine Sicherstellung der Gesamtentwicklung des Patienten und seiner Familie einerseits, wie auch eine Behandlungscompliance andererseits möglich macht. Es muß eine Balance zwischen Behandlung und psychosozialen Erfordernissen gefunden werden.

Integration familientherapeutischer Erfahrungen in eine pädiatrisch-onkologische Abteilung

Erfahrungen in verschiedenen Krebszentren im Hinblick auf eine kreative Koordination von medizinischen und psychosozialen Therapiemöglichkeiten zeigen uns, daß die/der PsychotherapeutIn in das onkologische Behandlungsteam voll integriert sein sollte. Eine „Delegation" von Patienten und ihrer Familie bei psychosozialen Belastungen zum Psychotherapeuten oder auf eine psychotherapeutisch/psychosomatische Abteilung kann zusätzliche Probleme auf mindestens zwei Ebenen bedingen.

1. Der Patient und seine Familie können eine solche „Delegation" als belastende und persönlich abwertende Handlung erleben und aus diesem Grund ablehnen, obwohl sie dringend Hilfe in Anspruch nehmen wollen. Auch wenn beim onkologisch-pädiatrischen Betreuerteam eine Ambivalenz im Hinblick auf die Bedeutung einer psychosozialen Unterstützung besteht, wird diese Ambivalenz der Eltern, die oft auf unbewußter Unsicherheit oder fehlender Information beruht, verstärkt.

Beispiel: Das Hinzuziehen des/der PsychotherapeutIn im Fall eines 10jährigen Mädchens mit der Diagnose 'akute lymphatische Leukämie', welches wegen antizipatorischen Erbrechens immer wieder stationär aufgenommen werden mußte, wurde vom Kind als belastend und disziplinierend empfunden. „Du brauchst nicht mehr kommen, ich brech' eh nicht mehr, ich hab' heut' nur einmal erbrochen." Für die Eltern bedeutete das Hinzuziehen der Psychotherapeutin im ersten Moment eine tiefe Kränkung, vor allem die Mutter war sehr „stolz", die schwierige Phase der Induktionstherapie besser gemeistert zu haben, als man es ihr zugetraut hätte. Jetzt sah es so aus, als wäre sie doch überängstlich, überbesorgt und nicht in der Lage, ihre Tochter zu beruhigen. Das Mädchen erbrach zwar nicht mehr, die Familie war jedoch verunsichert. Spätere Kontakte mit der Familie waren dann geprägt vom Thema ,Richtig - Falsch', ,Fähigkeit - Unfähigkeit', ,Abhängigkeit vom Team - eigene Fähigkeiten und Resourcen'.

2. Die immer bestehende Rückbezüglichkeit zwischen organischen und psychosozialen Faktoren kann nicht wahrgenommen werden und damit kann auch nicht eine kreative, beide Ebenen umfaßende Intervention koordiniert werden - Fehldeutungen, Mißverständnissen ist Tür und Tor geöffnet, wo immer in der Familie oder im Team unausgesprochene Ambivalenzen oder auch nur „unterschiedliche Glaubenssysteme" vorliegen.

Ohne eine entsprechende Organisation, ohne entsprechende Interaktions- und Dialogkultur, ohne Verständnis für diese Rückbezüglichkeit zwischen Krankheit und Verhalten (Krankheitsnetzwerk) werden Spannungen im Team auf die Familie projiziert, Spannungen und Ambivalenzen in der Familie auf das Team. Im Gesamtteam kann es wie in der Familie, anstelle einer gegenseitigen Unterstützung oder Koevolution, zu einer Blockade unterschiedlicher positiver Heilungskräfte kommen.

Die Behandlung bei einem krebskranken Kind oder Jugendlichen umfaßt somit zumindestens drei Ebenen:

- die biologische Ebene,
- die psychologische Ebene und
- die soziale Ebene.

Eine psychologische Heilung ist nicht realistisch, wenn eine biologische Heilung unerreichbar ist - andererseits können wir aber auch nicht die biologische Heilung abwarten und Jahre vergehen lassen ohne die psychologische Heilung und das Umgehen mit der belastenden Erkrankung anzustreben. Das Ziel einer psychologischen Betreuung ist dabei, daß das Kind mit der Tatsache der Erkrankung leben lernt - ein Kind, das Krebs hatte oder hat, wird nie mehr dasselbe sein wie vor der Erkrankung und dies nicht nur im negativen Sinne: Eine Untersuchung von überlebenden Krebspatienten zeigt ganz deutlich, daß viele Patienten und Familien nach dieser Krankheit sagen ‚Unser Leben hat sich wesentlich verändert, wir sind viel hellhöriger geworden, wir haben nicht nur etwas verloren, wir haben sehr viel dazu gewonnen‘.

Geistige Gesundheit heißt, daß vergangene und gegenwärtige Erfahrungen in die eigene Lebensrealität integriert wird. Dieser Prozeß beginnt bei der Diagnosestellung. Ausgesprochen exzessive Verleugnung und auch zwanghaftes Denken an die Erkrankung sind gleichermaßen energiekonsumierend und konterproduktiv und nicht vereinbar mit einem weiteren Leben, daß für Kinder „lernen und entwickeln" bedeutet.

So wie die psychologische Heilung von der biologischen abhängig ist, so ist die soziale Heilung von der psychologischen Unterstützung abhängig. Wenn wir somit eine umfaßende Betreuung eines krebskranken Kindes anstreben, so müssen wir auch die Realität der sozialen Reintegration immer vor Augen haben (Van Eys 1991).

Zielvorstellungen für eine pädiatrisch-onkologische Abteilung

Ganz sicherlich wird die Verwirklichung dieser Ziele davon abhängig sein, wie weit einerseits das Kind im Kontext seiner Familie wahrgenommen werden kann, andererseits wird es davon abhängig sein, wie ein professionelles Netzwerk im positiven Sinne aufgebaut werden kann. Es geht damit grundlegend um eine Veränderung der Einstellung vom rein patienten- oder krankheitsorientiertem Denken zum familien- und kontextorientierten systemischen Denken.

Gerade im systemischen Denken, wie auch in der systemischen Familientherapie wird man immer wieder auf diese Problematik hingewiesen, die man gerade in der spezialisierten Medizin mit der fehlenden Kommunikation der einzelnen Spezialfächer untereinander kaum mehr wahrnehmen kann. Wir sind als Spezialisten nicht klar, wie wir mit Rollenverhalten, Fähigkeiten und Zielvorstellungen unserer Patienten umgehen sollen, wir sind auch oft selbst unklar über unsere eigene Rolle (Hartwig 1991).

Die Tatsache, daß bestimmte Familien ganze Netzwerke von Spezialisten in Bewegung setzen können, ist bekannt. Daß diese Tatsache oft eine Weiterentwicklung verhindert, anstatt sie zu gewährleisten, ist inzwischen ebenfalls oft beschrieben und von vielen leidvoll erfahren worden. Diese Schwierigkeiten und die Verarmung der Kommunikation und auch die Rollenkonfusion kann ein Problem des Spezialistennetzwerkes sein, in vielen Fällen ist es jedoch auch eine Reaktion auf Kommunikationsstörungen, Rollenkonfusionen der Patienten und deren Familien; d.h. daß Konfusion in der Familie, auch Konfusion im Helfersystem auslösen kann und sich beide gegenseitig verstärken können. Es gibt nur einen Weg, der sinnvollerweise zu beschreiten ist: Einerseits, daß die Familiendiagnostik ein Bestandteil der Gesamtdiagnostik und der darauf aufbauenden therapeutischen Interventionen sein muß, andererseits daß auch die Teamdiagnostik im Sinne des Erkennens ihrer eigenen Interaktionsstrukturen transparenter werden muß.

Wege zur Verwirklichung dieser Zielvorstellungen:
- gegenseitiges Vertrauen der Spezialisten
- genügender Informationsaustausch
- Einbeziehung eines Familientherapeuten als gleichwertiger Mitarbeiter
- reguläre Falldiskusionen
- Abbau von Statuskonflikten und hierarchischen Strukturen zu mehr partnerschaftlicher Problemlösung
- frühe Einbeziehung des Familientherapeuten in die zu betreuende Familie aber auch in die Teambesprechungen
- gemeinsame Familienberatung zwischen Onkologen und Familientherapeuten bei der Diagnoseeröffnung aber auch bei Notwendigkeit im weiteren Verlauf
- wöchentliche psychosoziale Meetings, an welchen Psychologen, Sozialarbeiter, Mediziner und Betreuungsteam teilnehmen als Schritt zur Verwirklichung einer interdisziplinären Zusammenarbeit
- Informationen auch auf der Beziehungsebene und von der Familiendynamik mit dem Staff auszutauschen, um eine zusätzliche Wahrnehmungsebene für gegenseitig sich beeinflussende Faktoren zu bekommen
- aufzuzeigen, wie das System des Teams mit dem Familiensystem interagiert
- flexibles Eingehen auf die unterschiedlichen Arbeitsbereiche und die Aufgabenverteilung auch im Hinblick auf die zur Verfügung stehende Zeit

Die Transparenz der Wertigkeit einzelner Spezialisten im Team ist ein wesentlicher Faktor, der es ermöglicht, medizinische und psychologische

Arbeit in einem medizinischen Setting in Balance zu halten. Es ist wichtig, daß der Leiter der Abteilung die Koordination der Therapiepläne übernimmt und für deren Durchführung auch Sorge trägt. Bei unterschiedlichen Einstellungen muß im Team ein Konsens gefunden werden, wie man einer Familie in einem bestimmten Zeitpunkt helfen kann (John 1991).

Verschiedene Aufgabenbereiche sollen klar formuliert werden. In diesem Zusammenhang ist auch zu erwähnen, daß der profesionelle Hintergrund eines jeden Mitarbeiters im Team eine Grundvoraussetzung ist. Ein unerfahrener Therapeut wird sowohl von der Familie, wie auch vom Team überfordert sein. Es müssen genügend und adäquate Strukturen geschaffen werden, in denen die Falldiskussion der „Experten" auch zu durchführbaren Ergebnissen kommen kann. Für den Psychotherapeuten in diesem Team wird eine vorrangige Aufgabe die sein, den anderen Kollegen und auch den Schwestern zu helfen, ihren von ihrer eigenen Lebensgeschichte aber auch von ihrer Aufgabe im Team mitbestimmten Umgang mit dem Patienten und seiner Familie transparenter und effektiver zu gestalten.

Sicherlich ist die Effizenz einer guten Teamarbeit allein in dieser Arbeit mit diesen Familien ungenügend. Die Offenheit, die Erfahrung, die menschliche Reife, die notwendig ist, um Sehen und Hören zu lernen, was unsere Patienten und deren Familie belastet, wenn sie mit einer lebensbedrohenden Erkrankung konfrontiert sind, wird immer ein Stück eigener Weg sein müssen. Wie Familien dankbar sind, wenn sie auf ihrem persönlichen Weg eine Begleitung durch Betreuung finden, so können wir dankbar sein, wenn wir von unseren Mitarbeitern die notwendige Offenheit und auch Konfliktbereitschaft erwarten können. Daß dies nicht so ist, daß wir auch unsere eigenen Kommunikationsblockaden oft nicht überwinden können zeigt sich unter anderem auch daran, wie häufig sich ein Familienkonflikt im Team wiederspiegelt und umgekehrt ein Teamkonflikt sich in der zu betreuenden Familie niederschlagen kann. Im Hinblick auf eine effektive und funktionierende Arbeit im Team ist es auch wichtig, daß das eigene professionelle Verständnis für die eigene Kommunikationsdynamik und die Familiendynamik bewußter wahrgenommen wird - erstens durch ein Verständnis der eigenen Kommunikationsart im Hinblick auf unsere eigenen Erfahrungen in unseren Familien - zweitens durch ein sehr klares Bild über unsere Rolle als Spezialisten, sowohl im Hinblick auf unsere Verantwortlichkeit, aber auch im Hinblick auf unsere Grenzen.

Wenn wir fähig sind, diese Krisen und Konflikte als Lernprozeß zu akzeptieren, dann sind wir vermutlich auf dem Weg zu einer, für die zu betreuenden Familien und das Team gleichermaßen befriedigenden, Zusammenarbeit.

(Literatur siehe Teil 2)

Pädiatrische Psychoonkologie
Teil 2. Die Bedeutung der Familie in der pädiatrischen Psychoonkologie

B. Mangold, B. Erhart und U. Smrekar

Für die Beurteilung einer notwendigen und sinnvollen psychotherapeutischen Unterstützung sehen wir die Diagnostik des familiären Beziehungsnetzes und der familiären Kommunikationsstruktur als einen zentralen Ansatz in der Planung der therapeutischen Interventionen. Auf dem Hintergrund unserer Erfahrungen in der systemischen Familientherapie stellen wir die Hypothese auf, daß die Bewältigungstrategie nicht allein von der individuellen Entwicklung des Patienten, seinem Alter, dem Stadium seiner Erkrankung sondern im entscheidenden Ausmaß auch von seiner Familiengeschichte, seiner Rollenfunktion in der Familie und von der Bewältigungstrategie der Eltern und ihrer persönlichen Erfahrungen im Umgang mit Verlusterlebnissen abhängig sind. Bisher wurde der familientherapeutische Ansatz in der pädiatrischen-psychoonkologischen Literatur eher wenig beachtet – unsere Erfahrungen in der pädiatrischen Onkologie zeigen uns, daß das Wissen um die Familiendynamik grundlegende Aspekte in der Betreuung eröffnet, die sich aus der individuellen Sichtweise nicht ergeben.

In der psychoonkologischen Forschung stehen quantitative, epidemiologische Studien im Vordergrund. So wichtig sie sind, um Trends zu erkennen, notwendige Versorgungsaspekte wahrzunehmen aber auch um Ressourcen für die psychoonkologische Forschung zu mobilisieren, so entbehren sie doch oft ein tieferes Verständnis für Prozesse, das uns eine für die klinische Arbeit umsetzbare Information gibt. Wir sind der Meinung, daß gerade in diesem Bereich der psychoonkologischen Forschung qualitative Daten, die sich auf phänomologische interaktionelle und emotionale Daten beziehen, von entscheidender Bedeutung sind.

Wir wir alle aus unserer eigenen Erfahrung wissen, gibt es nicht die „eine" richtige Art mit Problemen umzugehen – neben der enormen Vielfalt von individuellen und familiären Möglichkeiten mit Belastungssituationen umzugehen, stellt sich uns auch die Frage, 'zu welchem Zeitpunkt eines Erkrankungsverlaufes ist welche Bewältigungsform mehr oder weniger effektiv', d. h. wir müssen uns auch ganz spezifisch auf den Verlauf des Krankheitsprozesses ausrichten. So zeigt die Erfahrung, daß z. B. in der Akutphase ganz andere Bewältigungsstrategien wichtig sind als z. B. im Rezidiv- oder Terminalstadium.

Es reicht auch nicht aus, die Streßsituation und Belastung eines Menschen detailliert zu kennen, um voraussagen zu können, wie stark er sich subjektiv in seinem Wohlbefinden beeinträchtigt fühlt oder auf welche Art er sie zu bewältigen versucht. Objektive Belastungen müssen zunächst subjektiv eingeschätzt werden, bevor sie das Bewältigungsverhalten steuern können. Bewältigungsziele und Bewältigungsstrategien sind somit immer ausgesprochen subjektiv an den einzelnen Persönlichkeiten orientiert und sie sollen sich immer an die jeweilige konkrete Situation anpassen. So ist z. B. der in der Akutphase oft vorhandene verstärkte Zusammenhalt einer Familie als erste Krisenreaktion zur gegenseitigen Unterstützung wichtig. Alle Kräfte der Familie werden auf die Erhaltung des familiären Gleichgewichtes – der Familienhomöostase – gerichtet. In dieser Situation der größten Belastung sind Experimente zu vermeiden. Jede Veränderung des Status quo könnte Unsicherheit und zusätzliche Belastungen hervorrufen. Im weiteren Entwicklungsprozeß jedoch zeigt sich, daß im Vermeiden und Hinausschieben anstehender Entwicklungsschritte sowie eine Isolation gegen außen zum Nachteil werden können. Im Rezidiv- oder Terminalstadium wird die Fähigkeit des Patienten, seiner Familie und des onkologischen Teams zur antizipatorischen Trauerarbeit von Bedeutung sein. Wir können hier zwischen einer individuellen und familiären Trauerarbeit unterscheiden.

Dysfunktionale Lösungsversuche auf der individuellen Ebene sind z. B. kompensatorisches Suchen nach Ersatzmöglichkeiten, womit Trauerarbeit vermieden wird, z. B. durch Adoption eines Kindes, Geburt eines weiteren Kindes, Betäubung durch Arbeit etc. Dysfunktionale Lösungsversuche bei der familiären Trauerarbeit könnten z. B. durch eine extreme und langzeitige Verstärkung der Familienhomöostase gekennzeichnet sein, die die transformativen Wachstumskräfte und damit eine notwendige Reorganisation der Familie verhindern.

Wechselwirkung zwischen familiären, individuellen und ärztlichen Bewältigungsstrategien

Eine wesentliche Erkenntnis aus der familientherapeutischen Arbeit ist, daß individuelle Bewältigungsstrategien der einzelnen Familienmitglieder sehr unterschiedlich sein können, sodaß sie bei ungenügender Kommunikation zu einer Blockade auf der Ebene der familiären Bewältigungsstrategie werden können.

Man kann diese Unterschiede auch als „Glaubenssysteme" des Individuums, der Familie bezeichnen, welche die Fähigkeit des einzelnen und der Familie auf lebensbedrohende Situationen zu reagieren enorm einengen können, wenn sie nicht in einen Dialog einbezogen werden.

Unsere Bilder und unser Wissen über die Welt (über Krankheit) sind die Basis unserer Einstellung und Verhaltensweisen. Ein wesentlicher Teil der familientherapeutischen Arbeit ist es, diese „Glaubenssysteme" des Patienten und seiner Familie – im Bezug auf Krankheit, im Bezug auf den Verlauf, im Bezug auf mögliche Hilfen – zu erkennen und unterschiedliche Glaubenssysteme zu akzeptieren und zu einem Dialog überzuführen. Wir haben alle unsere privat konstruierten Geschichten, die uns Ursachen und Aufrechterhaltung oder Heilung einer Krankheit verständlich machen (dies gilt auch für die Helferberufe). Der Dialog über diese „persönlichen Glaubenssysteme" ist in vielen Fällen der Ausgangspunkt für eine kreative Lösungsmöglichkeit, die die Resourcen der Familie und der Helfer – auch ganz unterschiedlicher Bewältigungsstrategien – erweitert, anstatt, wie es oft geschieht, zur zusätzlichen Belastung der Familie und des betreuenden Teams werden lassen.

Zwei Fallgeschichten

Familie A: Eine fünfjährige Tochter mit der Diagnose 'akute lymphatische Leukämie'. Die Eltern sehr erfolgreich, stehen beide im Berufsleben. Sie waren also von der sozioökonomischen Seite sehr stabil und es gab auch keine Hinweise auf eine Psychopathologie bei ihnen oder bei ihrer Tochter; es bestand eine enge und warmherzige Beziehung der Familienmitglieder untereinander. Von Bedeutung in der Familiengeschichte war, daß der Vater in erster Ehe mit einer Frau verheiratet war, die sich das Leben nahm und die Mutter nach einer langen Krankheit ihren Vater verloren hat, als sie 25 Jahre alt war. Drei Wochen nach Diagnosestellung, im Stadium der terminalen Erkrankung, fühlten sich beide Eltern hilflos. Der Vater, der hilflos dem Tod seiner ersten Frau gegenüber stand, bekam große Angstzustände, konnte nicht begreifen, daß seine Tochter wahrscheinlich nicht überleben wird – er konnte sich nicht mehr von ihr trennen. Die Mutter in ihrer Vorgeschichte geprägt durch die lange Erkrankung ihres Vaters wünschte, daß die Tochter rasch sterben könnte, ohne zu leiden.

Bedingt durch die unterschiedliche Erfahrung kam es zwischen den Eltern zu großen Spannungen und es entstand ein aggressives Schweigen. Die Mutter konnte nach dem Tod der Tochter eine Psychotherapie beginnen – sie lernte ihre unterschiedlichen Perspektiven im Umgang mit dem Tod aus ihrer eigenen Lebensgeschichte her besser zu erkennen. Das Erkennen dieser unterschiedlichen Bewältigungsstrategien half den Eltern, ihre gegenseitige Hilflosigkeit und Feindseligkeit zu überwinden.

Familie B: Mathias 10 a, war in Behandlung wegen eines Morbus Hodgkin Stadium 3, die chemotherapeutische Behandlung war abgeschlossen, das Kind bezüglich der Grunderkrankung in der Remissionsphase, als er sich mit Masern infizierte und aufgrund der noch andauernden Immunsupressionen eine Encephalitis bekam und dadurch in einen lebensbedrohlichen Zustand geriet. Die Eltern wechselten sich an seinem Krankenbett ab; häufiger war die Mutter bei ihm. Der Wohnort der Eltern befand sich ca. 200 km von der Klinik entfernt, es galt noch drei jüngere Kinder zu versorgen. Eines Abends kehrte die Mutter nicht zur Station zurück, die Schwestern reagierten mit großer Sorge – von ärztlicher Seite wurde die Psychotherapeutin hinzugezogen, die Mutter sei „dekompensiert", wir sollen mit ihr reden, auch drohe der Mann sich umzubringen, wenn Mathias sterben sollte. Im Gespräch mit der Mutter zeigte sich, daß sie in der Partnerschaft immer „die Starke sein müsse", der Mann möchte auch, daß sie bei Mathias bleibe, wenn er sterbe, sie fühlte sich vom Anblick des Kindes überfordert, den Gedanken im Augenblick des Todes bei ihm zu sein, konnte und wollte sie nicht ertragen – am liebsten möchte sie weg. So ist auch ihr Fernbleiben zu verstehen. Die Beziehung zwischen den Ehepartnern macht es unmöglich, über dieses Thema zu sprechen. Außerdem drohe ihr der Mann mit Suizid und sie ist überzeugt, daß er dies ernst meine. Durch den sehr ernsten Zustand von Mathias, der ein Überleben nahezu unmöglich macht, löste die Drohung des Vaters bei den behandelnden Ärzten große Angst aus. Am liebsten würde man ihn unter psychiatrische Obhut stellen. Das Verhalten der Mutter wird von den Schwestern sehr negativ bewertet. Von unserer Seite wurde die Mutter unterstützt, nach Hause zu fahren, in einem gemeinsamen Gespräch mit dem Vater und dem behandelnden Arzt zeigte sich, daß der Vater sich in einem Prozeß befand, in dem er sich bereits mit dem möglichen Tod des Sohnes auseinandersetzte, und zwar offener, als es dem Behandlerteam möglich war. Aufgrund der lebensbedrohenden Erkrankung war Mathias als ältester und einziger Sohn im letzten Jahr zum Lebensinhalt des Vaters geworden. Diese intensive Beziehung wurde durch die konfliktreiche Partnerschaft verstärkt. Der Vater wollte sich nicht umbringen, hätte aber sein Leben für das des Sohnes gegeben. Das gemeinsame Gespräch wirkte für alle Beteiligten befreiend. Mathias starb die Nacht darauf und es war möglich, daß das Behandlerteam und der Vater gemeinsam von ihm Abschied nehmen konnten.

Auf die Probleme einer zusätzlichen Belastung der Partnerschaft bei fehlender Kommunikation über persönliche Bewältigungsstrategien soll noch ein weiteres Beispiel hinweisen:

Der Grund der Zuweisung des 11jährigen Lukas zum Familiengespräch war eine extreme Spannung in der Familie, im onkologischen Betreuerteam, sowie ein Zusammenbruch der Mutter-Kind-Beziehung, ausgelöst durch ein ausgeprägtes aggressives, verweigerndes Verhalten des Buben. Der einzige, der in der Familie seine Emotion direkt äußern konnte, war der Patient. Die Aggressivität trat vor allem gegen die Mutter auf und blockierte zunehmend die Beziehung zwischen ihr und ihrem Kind. Es zeigte sich im Familiengespräch, daß diese Beziehungsstörung schon vor der Erkrankung ein belastendes Problem darstellte. Für die Mutter löste das extreme Schuldgefühle aus, belastete auch die Partnerschaft indem der Mann ihr vorwarf: „Du sitzt ja so auf ihm drauf', daß er keine Luft mehr zum Atmen hat, er kann sich nur noch so wehren". Die Mutter macht sich selbst Vorwürfe: „Ich glaube, meine Angst, meine Überfürsorge macht ihn so verrückt".

So emotional überschießend wie die Mutter reagiert, so ruhig und still ist der Vater: „Ja, mein Mann sagt immer, ich rede die ganze Zeit viel Blödsinn, ich rede so viel, um die Stille, meine innere Leere zu überbrücken, mein Mann ist wie ein gläserner Turm". Die Lebensgeschichte beider Eltern läßt ihre jetzigen Bewältigungsmechanismen verstehen. Die Unterschiedlichkeit in ihrem Verhalten führt zu einer Entfremdung, die in dem Augenblick, in dem gerade die gemeinsame Problemlösung und gegenseitige Stütze der entscheidende Hintergrund dafür wäre, daß das kranke Kind seine Angst und Aggressivität, ausgelöst durch die lebensbedrohliche Krankheit, frei äußern kann. Diese emotionale Sperre wurde auch bei der Mutter psychosomatisch sichtbar, indem sie ihren Sohn nicht mehr besuchen konnte: „Es schnürt mir die Luft ab - ich habe keine Kraft mehr in meinen Beinen". Die vorherige, zu intensive Beziehung zwischen der Mutter und dem Kind dreht sich jetzt völlig um, die Beziehung zur Mutter wird immer problematischer, die Beziehung des Vaters zum Sohn wird immer intensiver: „Vorher waren der Sohn und ich ein Herz und eine Seele, jetzt kommt ihm mein Mann immer näher und näher, zwischen mir und ihm ist eine totale Blockade, ich fühle mich einsam, schuldig und hilflos".

An diesen Beispielen zeigt sich, wie sehr vorher bestandene dysfunktionale Beziehungsmuster in einer Familie im Rahmen einer lebensbedrohenden Erkrankung noch gravierender zu Tage treten, zu enge Beziehungen zwischen Müttern und Kindern können im negativen Sinne zu einem weiteren Ausschluß der Väter und damit zur Fixierung eines dysfunktionalen Beziehungsmusters werden. Ich wollte hiermit darauf hinweisen, daß das Außenstehen der Väter nicht allein aus ihrer eigenen Lebensgeschichte und ihrem Rollenverhalten zu erklären ist, sondern im Kontext der Gesamtfamilie zu sehen ist. Es geht somit nicht um die Frage, ob unterschiedliche, aus der Lebensgeschichte bedingte Verhaltensweisen im Umgang mit der Belastung vorliegen oder nicht, sondern um die Frage, ob diese Unterschiede gerade eine Vielfalt von möglichen Hilfestellungen ermöglicht, oder ob sich diese unterschiedlichen Verhaltensweisen gegenseitig blockieren und die Beziehungsstörung zwischen den Partnern und zum kranken Kind verstärken. Wenn diese Prozesse nicht unbewußt und unkontrolliert ablaufen, dann ist es für das kranke Kind oft eine Chance, indem jedes Familienmitglied ganz persönlich seine eigenen Eigenschaften zur Verfügung stellen kann, die dem kranken Kind Hilfe und Sicherheit vermitteln. Ist das nicht der Fall, so wird das Kind noch zusätzlich belastet, da es sich für die in der Familie entstehende Problematik schuldig fühlen kann.

Probleme, die spalten und alle in ihre Einsamkeit zurückwerfen können, entstehen in der Regel, wenn Unverständnis für die persönliche Eigenart des anderen vorliegt oder eine Sündenbockpolitik, z.B. bei bereits bestehenden elterlichen oder familiären Dysfunktionen betrieben wird. In diesem Zusammenhang wird klar, daß eine psychosoziale Unterstützung immer im Kontext der ganzen Familie geschehen sollte, wo weder ein Elternteil, noch ein wichtiges Familienmitglied, noch der Patient davon ausgeschlossen wird.

Familiendynamische Aspekte aus der klinischen Praxis

Konzepte schränken ihre klinische Relevanz oft dadurch ein, daß die Situation schwerpunktsmäßig aus der Sicht der nichtbetroffenen Professionellen gedeutet wird. Um diese Einseitigkeit zu reduzieren, haben wir versucht, in einer Nachuntersuchung von 20 Familien mit „überlebenden" Kindern- und Jugendlichen die Erfahrung der Betroffenen zu ermitteln. Wir haben dabei die Technik der zirkulären prozeßorientierten Diagnostik angewendet.

Ausgehend von den bestehenden familiendiagnostischen Fakten haben wir entsprechende Hypothesen zur individuellen und familiären Krisenbewältigung aufgestellt. Durch eine vorausgehende Fragenbogenuntersuchung haben wir unsere Hypothese zur jeweiligen Familie neu formulieren können und darauf ein semistrukturiertes familiendiagnostisches Gespräch aufgebaut. Diese Gespräche wurden zur Auswertung auf Video aufgezeichnet.

Die Ergebnisse dieser Untersuchung sind in der Dissertation von Frau Dr. Erhart nachzulesen. In diesem Zusammenhang möchte ich nur auf zwei Bereiche der Familiendynamik aufmerksam machen, die wir selbst erst nach dieser Untersuchung deutlicher wahrgenommen haben:

1. Die Rolle der Väter im Gesamtkontext familiärer Bewältigungsstrategien.

2. Geschlechtsspezifische individuelle Bewältigungsstrategien.

Die Rolle der Väter im Gesamtkontext familiärer Bewältigungsstrategien

In der Literatur, die sich ausführlich mit den Schwierigkeiten der Eltern eines krebskranken Kindes auseinandersetzt, werden Eltern immer als ELTERN beschrieben, oft werden die Eltern auch auf die Mutter reduziert. Auf Väter und ihre speziellen Probleme, ihre spezifisch männliche

Reaktionsweise und ihre Probleme im Umgang mit dem kranken Kind wird praktisch kaum ein Augenmerk gelegt.

Wenige Hinweise aus der Literatur (Binger et al. 1969) bemerken, daß Väter viele Wege finden, sich selbst aus der schmerzhaften Einbeziehung mit ihren belasteten Familien fernzuhalten. Diese Tatsache spricht dafür, daß die Väter eine spezifische Hilfe und Unterstützung bekommen sollten. Auch wenn dies äußerlich und vorurteilshaft oft als fehlendes Interesse oder Verantwortung gedeutet wird, ist es vielmehr ein Abwertungsmechanismus, um den Schmerz und die persönliche Betroffenheit zu verdrängen. Eine solche Abwehr – bei welchen Mechanismen sie auch immer entsteht – führt oft zu einer Überbelastung der Mütter in ihrer Verantwortung, beraubt sie einer notwendigen Unterstützung und kann unter Umständen auch zusätzlich noch eine Partnerkrise heraufbeschwören.

Vätern, die den Kontakt zur Familie oder dem kranken Kind wie auch dem Behandlungsteam meiden, sollte eine Hilfe angeboten werden, damit sie einen Beitrag zur eigenen Trauerarbeit aber auch primär zur Unterstützung des dringend notwendigen familiären Zusammenhaltes leisten können.

Bereits aus den Fragebögenrückmeldungen wurde deutlich, daß Väter im allgemeinen anders auf die Erkrankung des Kindes reagieren als Mütter. Auch wenn primär die Berufstätigkeit und das Sorgen für die finanzielle Sicherheit in den Vordergrund gestellt wird, zeigt sich doch deutlich, daß dies nur einen kleinen Teil der Realität ausmacht. So zeigten sich z.B. bei der Frage: „Mit wem haben die Kinder am besten über ihre Angst reden können?", daß 100 % der Mädchen und 88 % der Buben primär ihre Mutter nennen, während der Vater bei 83 % der Söhne und 0 % der Töchter genannt wird.

Dieser scheinbare Rückzug der Männer ist eine Folge der fehlenden oder unzugänglichen Information. Werden sie tatsächlich einbezogen, wie z.B. auch in dieser Nachuntersuchung, so zeigt sich ein anderes Bild. Es ist auch ein kulturelles, soziales Rollenverhalten, das wir als Ärzte unterstützen, wenn wir von der Annahme ausgehen, daß die Betreuung kranker Kinder primär die Mütter betreffe und die Aufgabe der Männer vor allem darin bestehe stark zu sein und Sicherheit und Stabilität zu vermitteln.

Im Folgenden möchte ich zum besseren und tieferen Verständnis Väter und Mütter selbst zu Wort kommen lassen (Protokolle aus der Familiendiagnostik):

Vielleicht ist es interessant, daß auch hier wieder die meisten Erklärungen über die Verhaltensweisen der Väter über die Mütter zugänglich sind. Männer neigen dazu, mit ihren Problemen alleine zurecht zukommen, sie neigen dazu, stark zu sein und einen emotionalen Ausgleich bei ihren Frauen herzustellen, um damit durch komplementäre Verhaltensweisen die Familie zu stabilisieren. Es wirkt oft wie eine unbewußt ausgesprochene Aufgabentrennung, wobei sich die Mütter emotional voll ausleben können und die Männer ruhig, stark und in der Rolle des passiv-stabilisierenden Teiles sein müssen.

Zitate von Vätern

„Ich stecke es vielleicht schneller weg als die Frau, bei ihr ist es vielleicht schlimmer gewesen, denn als Mann hat man einen Beruf, viel mehr zu denken und muß einen klaren Kopf bewahren."

„Ich hab' gesagt, das geht so nicht, das Leben muß weitergehen. Da gehen wir noch alle drauf, das muß einfach anders werden. Irgendwie müssen wir uns damit abfinden, das müssen wir wegstecken, das ist nun einmal so und dann ... wir werden schauen, daß wir das beste daraus machen."

„Ich bin vom ersten Tag an, es war schon ein wahnsinniger Hammer, immer voll Zuversicht gewesen und eigentlich mehr wie die Frau."

„Es ist sicher so gewesen, daß es Zeiten gegeben hat, fast über ein ganzes Jahr ist das so gegangen, daß meine Frau teilweise einfach total fertig war. Ich hab' eher nicht verstanden, warum sie damit nicht klar kommt. Ich bin eben der festen Überzeugung, daß man gegen den Tod nicht allzuviel machen kann. Man kann ihn vielleicht verzögern aber ich glaub', ziemlich viel an Gott oder eine höhere Macht, die das Ganze regelt und ich glaub', da kann man selbst nicht viel machen. Aus diesem Grund habe ich oft nicht verstanden, warum meine Frau so wahnsinnig niedergeschlagen war und da hab' ich mich halt distanziert - dann rückt man schon irgendwie auseinander."

Zitate von Müttern

„Ich hab' immer etwas tun müssen - Nachfragen oder ich habe etwas von einem Kraut gehört oder von einem Tee - ich hab' mich selber einspannen müssen für die Krankheit. Das hat mich aufrecht gehalten - ich kann nicht so passiv dasitzen und denken – mein Mann ist eher der Denker, der das nicht so sagen oder zeigen kann. Aber ich glaub' daß es ganz gut war, daß da nicht noch jemand war, der so lebhaft und überdreht war, wie ich zeitweise. Es war wichtig für mich, daß da jemand da ist, der ruppig ist und der alles anders sieht, weil ich in manchen Situationen die Panik bekomme."

„Er kann seine Gefühle sehr schlecht zeigen, in allen Dingen, in Freud' und in Leid. Er kapselt sich eher ab, dann hab' ich immer das Gefühl, man muß ihm einfach Zeit lassen alles zu verarbeiten. Dann kommt er schon wieder. Er kann dann nachher schon darüber sprechen, aber eben im Moment nicht. Er ist am liebsten Allem aus dem Weg gegangen. Wenn er von seinen Kollegen angesprochen worden ist, hat er gesagt: 'Ja, es geht schon.' und dann ist er wieder weitergegangen, er hat auch sehr viel gearbeitet, mit dem hat er sich einfach d'rüber hinweg helfen können."

„Er hat seine Sorgen in sich hineingefressen, das war für mich auch eine große Hilfe, daß ich nicht von beiden Seiten her belastet gewesen bin. Ich hab' schon gespürt, daß er auch darunter leidet, aber er hat mich hauptsächlich reden lassen. Er hat mir eigentlich sehr viel geholfen, weil wir abends, wenn ich von der Klinik gekommen bin, darüber reden konnten wie es Matthias gegangen ist, was er gemacht hat. Ich hab' schon das Gefühl gehabt, daß mein Mann in dieser Zeit eigentlich sehr viel für mich selber getan hat, er ist mir einfach mehr zur Seite gestanden, hat' mich mehr verwöhnt. Er ist z. B., was er eher selten tut, mit Blumen heimgekommen, da hab' ich schon irgendwie das Gefühl gehabt, er möchte mich trösten und hätt' praktisch alles von ihm haben können."

„Ich tu' mir leichter, wenn ich mit meinem Mann sehr viel darüber reden kann. Ich brauch' jemanden, wo ich das loswerden kann, den ganzen Schutt. Der arme Mann ist das dann, der das nicht mehr los wird, er schluckt das alles zu seinen eigenen Sorgen dazu, es ist mir schon klar, aber ich kann irgendwie nicht anders. Ich halt' mich dann den ganzen Tag schon zurück und denke mir, daß ich ihn ja noch mehr belaste, aber am Abend, da bin ich knapp vor dem Platzen."

Dazu die Reaktion des Mannes: „Ich bin auf jeden Fall ein Optimist - immer schon gewesen, im Gegensatz zu ihr und es gelingt mir auch leichter, ich denk mir, irgendwie wird es schon vorübergehen."

Dann schildert der Ehemann seine Möglichkeiten damit umzugehen: „Mir hat z. B. damals sehr geholfen, daß ich einen Spezialisten in Innsbruck gekannt habe, der Tee verkauft, der angeblich gegen

Krebs ist, bei dem war ich dann auch. Mit dem hab' ich sehr lange geredet und das war eigentlich der einzige Mensch mit dem ich hab' reden können, richtig reden, er wußte sehr viel Bescheid darüber. Natürlich war es sicher kein Arzt, der ist sehr beschlagen in vielen Sachen, aber er war das für mich, wofür ein Arzt in der Regel keine Zeit hat. Dieser Mann konnte sich mit den Dingen befassen und er hat mich sehr getröstet."

Die Eigenschaften von Männern in Selbst- und Fremddarstellungen zeigen im Wesentlichen, daß Männer die Aufgabe übernehmen, ruhig und gefaßt zu sein, die Probleme mit sich selbst auszutragen, den Familien Stabilität zu vermitteln und in Abwesenheit der Frau zu Hause für die Erhaltung des Gleichgewichtes zu sorgen. Die direkte Trauer wird oft von den Männern an die Frau delegiert, nur so scheinen sie die stabilisierende Rolle auch gut einnehmen zu können. Es wird hier auch deutlich, daß der Verarbeitungsprozeß für die Männer, aus welchen Gründen auch immer, deutlich erschwert ist. Es kommt durch diese Rollenverteilung oft zu einer Fortsetzung des distanzierten Verhaltens zur Familie, auch über die Krankheit hinaus.

Wenn auch manchmal die Aufgabenteilung eine Familie stabilisieren kann, so führt sie in der Regel auch oft zu einer starken Polarisierung zwischen der rationalisierenden Sichtweise der Väter und der Trauer der Mütter. Dies führt oft zu einer Entfremdung zwischen den Partnern und zur Unmöglichkeit einer Kommunikation. Auf dieser Ebene wird auch deutlich, daß unterschiedliche Bewältigungsstrategien der Eltern einen ganz wesentlichen Einfluß auf die familiären Bewältigungsstrategien, sowohl im Hinblick auf blockierende wie auch im Hinblick auf protektive Muster haben.

Geschlechtsspezifische individuelle Bewältigungsstrategien

Die unterschiedlichen Verhaltensweisen von Vätern und Müttern spiegeln sich auch im unterschiedlichen Verhalten von Buben und Mädchen wieder.

Ebenso wie die Eltern werden auch die Kinder stets als Kinder gesehen und die Verschiedenartigkeiten von Mädchen und Buben nicht berücksichtigt. Wir möchten in diesem Zusammenhang einige geschlechtsspezifische Verhaltensweisen darstellen, die uns in dieser Untersuchung aufgefallen sind:

Phantasien von Kindern und Jugendlichen zur Zytostatikatherapie

Die angstbesetzte Phantasie – ich fürchte mich, daß die Flüssigkeit Teile meines Körpers zerstört – kommt bei Mädchen zu 29 %, bei Buben zu 0 % vor. Hier stellt sich die Frage, ob sich die Buben am Modell ihrer Väter orientieren – keine Angst aufkommen lassen. Die Aufklärung im Hinblick auf die durchzuführenden therapeutischen und diagnostischen Maßnahmen waren für die Buben wesentlich wichtiger als für die Mädchen (Buben 58 %, Mädchen 25 %). Im Gegensatz finden die Mädchen die Kontinutät in der Betreuung wesentlich wichtiger (83 %) als die Buben (33 %). Buben wünschen dagegen häufiger eine Aufklärung über die diagnostischen und therapeutischen Prozeduren. Aus diesen Informationen ergibt sich die Frage, ob sich die Buben an den sogenannten Tatsachen orientieren, die Mädchen hingegen an Personen, in welcher die persönliche Beziehung und dem Vertrauen eine größere Bedeutung zukommt.

Daß bei Vätern das Orientieren an Tatsachen „wichtig" ist, wird auch darin deutlich, daß sich die Eltern während des stationären Aufenthaltes mehr Gespräche gewünscht hätten. Die Mütter nennen dazu: Arzt 80 %, Psychologe 30 %, Schwester 10 %; die Väter hingegen: Arzt 100 % und keine weiteren Berufsgruppen.

Ein weiterer Unterschied zeigt sich in der Frage, mit wem die Kinder während der Therapie am besten über ihre Angst reden konnten: Mädchen gaben zu 100 % die Mutter an, die Buben zu 88 %. Gleichzeitig mit der Mutter nennen 83 % der Knaben auch den Vater, die Mädchen zu 0 %. Zum Gesprächszeitpunkt weisen einige Jugendliche darauf hin, daß ihnen der Vater besonders gefehlt hat. Auf die Frage, wer den Kindern während des stationären Aufenthaltes am meisten gefehlt hat, geben 75 % der Mädchen die Mutter an, 42 % den Vater; bei den Buben 25 % die Mutter und 58 % den Vater.

Aus diesen Fakten scheinen sich doch einige geschlechtsspezifische Verhaltensweisen herauslesen zu lassen, die vielleicht in weiteren Arbeiten noch gezielter untersucht werden sollten. Auf jeden Fall wird deutlich, daß die Väter aus verschiedensten Ursachen ungenügend in das Netzwerk der Familie in der Krankheitsverarbeitung einbezogen werden. Wir sollten als Betreuer den Mut haben, die Väter direkt anzusprechen und im gleichen Maße wie die Mütter in die Planung der Therapie einbeziehen. Nur so wird den Müttern der Weg zum fallweisen Rückzug offen. Das

Wechselspiel von Nähe und Distanz könnte von diesen dann flexibler gehandhabt werden.

Gleichzeitig kann das Kind dann auch in Problemsituationen und besonders nach seinen Wünschen zwischen Vater und Mutter wählen und wird den Krankheitsprozeß nicht nur auf die Mutter fixiert, was sich wiederum in störenden Entwicklungen im Hinblick auf Autonomieprozesse niederschlägt.

Zusammenfassung

Die Bedeutung der Familie in der Beurteilung einer notwendigen und jedem Patienten und seiner Familie individuell entsprechenden psychotherapeutischen Unterstützung ist unübersehbar. Je differenzierter man die durch die Krankheit und deren Behandlung ausgelösten Prozesse auf der Familien-Beziehungsebene erkennen kann, um so differenzierter und befriedigender kann man notwendige psychotherapeutische und familientherapeutische Unterstützungen zum richtigen Zeitpunkt wählen.

In dieser Arbeit konnten nur einzelne Schwerpunkte der familienorientierten Diagnostik und Therapie beschrieben werden, wobei vor allem zwei Schwerpunkte herausgegriffen wurden:

1. Hinweise auf die Wechselwirkung zwischen individuellen, familiären und profesionellen Bewältigungsstrategien.

2. Geschlechtsspezifische individuelle Bewältigungsstrategien und die Rolle der Väter im Gesamtkontext der Familie.

Diese Themen, wie auch z.B. die Frage der Autonomieentwicklung der betroffenen Kinder und Jugendlichen, die hier nicht behandelt wurden, lassen sich erst erkennen, wenn die Auswirkung der Erkrankung auf das familiäre Netzwerk bewußt und gezielt untersucht und erforscht wird. Diese Forschung dient nicht nur einem wissenschaftlichen Verständnis, sondern in erster Linie einer umfassenden und menschlichen Betreuung krebskranker Kinder, Jugendlicher und deren Familien in einer menschlichen Grenzsituation. Es geht dabei nicht primär um Therapie im engeren Sinne, sondern um eine menschliche Begleitung, um eine Verfügbarkeit, die sich auch zeitlich flexibel den Phasen dieser Lebenskrise anpaßt und auch über den Tod eines Kindes hinausgehen muß. Wir können jedoch den Eltern nicht die Entscheidung abnehmen, welcher Weg für sie eine Unterstützung in dieser Krisensituation darstellt – wir können ihnen auch nicht die Trauer über ihre Kinder abnehmen. Aber wir können es auch uns nicht ersparen, als Arzt und Mensch zu handeln, auch wenn wir nicht mehr heilen oder Krankheit lindern können.

Literatur

Binger CM, et al (1969) Childhood leukemia – emotional support on patient and family. N Engl J Med 20: 414-418

Van Eys J (1991) The truly cured child? Pediatrician 191 (18): 90-95

Greenberg HS, et al (1989) Psychologic functioning in 8 to 16 years old cancer survivors and their parents. J Pediatr 114: 488-493

Hartwig PJ (1991) Families and the professional network. J Family Ther 13: 187-205

John AN, Bradford R (1991) Interpreting family therapy into in in-patient pediatric setting: a model. J Family Ther 13: 207-223

Mangold B (1990) Pädiatrische Psychoonkologie aus der Sicht der systemischen Familiendiagnostik und Familientherapie. Verlag der Österr Ärztekammer, Wien, S 250-256 (Kongreßband 44)

Mangold B, Smrekar U (1990) Angst-Aggression-Erschöpfung bei Krebskranken aus familiendiagnostischer und familientherapeutischer Sicht. Facultas, Wien, S 27-37 (Beiträge zur Psychoonkologie, Bd 15)

Rolland J (1990) Anticipatory loss: a family system-development framework. Fam Proc 29: 229-244

Ulrich G (1991) Psychosoziale Versorgung in der Kinderklinik: Anmerkungen zu Auftrag, Stellenwert und Problematik (unveröffentlichtes Manuskript)

Über Visuelle Symbolisation

M. Hartmann

Krebserkrankte Menschen kommen gewöhnlich relativ spät im Verlauf ihrer Krankheitserfahrungen in Berührung mit psycho-sozialen Helfern und deren Interventionsstrategien. Oft finden diese Begegnungen erst im Rahmen von Nachsorgemaßnahmen (Rehabilitationsmaßnahmen) statt, manchmal auch schon in der ärztlichen Sprechstunde oder in speziellen Beratungsstellen. Meist aber entstehen diese Kontakte drei oder sechs Monate, nachdem die somatische Primärtherapie schon begonnen wurde.

Diese zeitlichen Randbedingungen und ihre Inszenierungen sind insbesondere dort wichtig, wo die Frage nach geeigneten Interventionsmustern zu stellen ist. Denn Krankheitsbewältigung ist abhängig von interaktionell relevanten Prozessen. Institutionalisierte Behandlungsformen und ihre Rituale tragen mit dazu bei, welche Art von eigener Aktivität und Mitarbeit dem Patienten zugebilligt, wie (und wo) er Förderung und Unterstützung erlebt. Auf die *Sprache seiner Seele* wird dabei oft nicht geachtet; sie ist ihm (z.B. in Nachtträumen oder in somatischen Symptomen) häufig ungewohnt oder auch unbequem. Und sie fordert andere in seiner Umgebung oft dazu auf, dem Tun und Wandeln auf bekannten Wegen größeres Gewicht beizumessen, als sich den tatsächlichen *Neubildungen* in ihm und seinem Leben gewährend und begleitend zu stellen. Die „Kunst zu leben" (Verres) verschwindet auf der Bühne des unspezifischen Tuns.

Dies, so scheint mir, ist ein wesentlicher Mangel in der Betreuung von Menschen, die lebensbedrohlich erkrankt sind. Andere Menschen handeln und behandeln diese Kranken mit scheinbar schlüssigen Konzepten und deren Antworten, ohne danach Ausschau zu halten, ob auch die richtigen Fragen für den Patienten (oder von dem Patienten) gestellt sind. Fragen, die möglicherweise den Rahmen unserer derzeitigen Theorien und Konzepte sprengen könnten, werden entweder nicht gestellt (oder öffentlich nicht diskutiert), wie z.B. die der umweltbedingten direkten wie indirekten Verursachung auch bei so *typisch psychosomatischen* Krebsformen wie dem Mamma Carcinom. Andere Fragen, wie z.B. die der *„karmischen"* oder *„transpersonalen"* Dimension von Krankheit im Allgemeinen und Krebs im Besonderen, werden in Randbereiche des Interesses gerückt. Und wieder andere wichtige Fragekomplexe, wie die zu den Überlegungen von Spontanremission, erhalten zwar wissenschaftliche Konferenzen und empirische Untersuchungen. Aber wieviel tatsächliche Spontaneität wird Patienten im Behandlungsarrangement überhaupt zugebilligt? Wo bleiben die Fragen nach *psychologischen* Spontanremissionen? Wo ist Platz in unserem Bemühen von Wissenschaftlichkeit, das Ungewohnte zu ertragen, ohne es „be-handeln"zu wollen?

Psycho-soziale Angebote (womit nicht nur Psychotherapie im engen Sinne, sondern auch Beratung, Gestaltungsarbeit und andere Interventionsformen gemeint sind) umfassen folglich nicht nur und ausschließlich deutende, interpretierende Arbeitshaltungen und Dolmetscherfunktionen; vielmehr sind Helfer unterschiedlichster Profession gefordert, auch *Kundschafter* (Balint 1987, S. 106) zu sein. Dabei wird es u.U. auch möglich, innere Welten der Patienten zu entdecken, die den bekannten Theorien und Auffassungen zuwiderlaufen – und die dennoch den Krebskranken helfen.

Auf der Seite von Helfern sind manchmal Strategien gegenüber den Patienten zu beobachten, die Skepsis hervorrufen. So stellte eine Berufsanfängerin, die auf einer Station mit Tumorpatienten im finalen Stadium arbeitete, auf einem Workshop kürzlich einen „Hypnose-Ansatz" zur Entspannung dar, mit dem sie insbesondere Suggestionen zur „Ruhe" und „Harmonie" den Patienten vermitteln wollte. Fragen zur Gegenübertragung, die ihr gestellt wurden, und die darauf abzielten, ihr eigenes Tun kritisch zu reflektieren, erbrachten, daß die von ihr vertretenen Suggestionen gerade dem entsprachen, was sie für sich selbst wünschte; ob es das war, was ihre Patienten tatsächlich brauchten, konnte sie nicht beantworten.

Demgegenüber verwiesen Harrer und Centurioni (1990, 1991) auf die Notwendigkeit, bei der Arbeit mit Imagination, Trance, Hypnose usw. auf *Gegen-Visualisierugen* des Therapeuten (analog dem Konzept der Gegenübertragung) zu achten: in und mit ihnen lassen sich Strukturen der

Vermeidung, aber auch der kreativen Erweiterung im und für den imaginativen Prozeß erkennen und beschreiben. Die *Sprache der Seele* des Therapeuten wird somit zu einem wesentlichen Parameter in der Therapie, dem vorrangig Beachtung zu geben ist.

Dies betrifft insbesondere auch Geleitete Phantasien und Imaginationen (Hartmann 1992c), die zwar die Angstschwelle des Imaginierenden herabsetzen können; andererseits werden jedoch u. U. durch vom Therapeuten vorgegebene Motive die Imaginationen nicht nur komplizierter (weil die emotionale Nähe zu den inneren Bildern für Patient und Behandler ja verschieden ist), worauf Kast (1988) verwies. Sie können vielmehr auch an den Bedürfnissen der Patienten und deren, wie bereits genannt, wirklichen Fragen vorbeigehen. Vielmehr wird es wichtig, sich an den inneren Bildern der Patienten zu orientieren, da es ihre ureigensten Wirklichkeiten sind, die (zunächst einmal) auch wirken.

In verschiedenen Arbeiten habe ich in der jüngsten Zeit (1991 a, b, d, 1992 a-d) für eine bescheidenere und vorsichtigere Haltung plädiert, mit Imaginationen bei Krebserkrankten umzugehen. Streng wissenschaftlich betrachtet gibt es bis jetzt beispielsweise keinen empirisch geprüften Beweis für die Richtigkeit der Behauptung, daß geleitete Imaginationen gegen Tumorzellen bei allen Patienten und allen Tumorgruppen richtig, angemessen oder letztlich therapeutisch sind (im weitesten Sinne hierzu: Schulz und Raedler 1986, Ferstl und Müller-Ruchholtz 1987). So bleibt es weiterhin „ ... nahezu unmöglich, Erfolge als Beweise für die Validität einer neuen Technik anzuführen" (Balint op.cit.), da sowohl einzelne Faktoren wie auch eine Kombination verschiedener Parameter zu berücksichtigen sind. (Die Literatur zum Schultz'schen Autogenen Training weist eine vorsichtige Einschätzung zu diesen Punkten schon immer auf; Krapf 1973, Hartmann 1990). Und auch wenn verschiedentlich behauptet wurde, durch Hypnose ließe sich das Immunsystem linear beeinflussen, so werden dabei wesentliche empirische und gesicherte Befunde, die diese Behauptungen als denkbare Möglichkeit zwar tolerieren, jedoch keinesfalls verifizieren (Holland und Rowland 1989 in spezieller Kritik, sowohl Diehl 1987, in allgemeiner Form hierzu), schlichtweg ignoriert.

In ihrem grundlegenden Buch beschrieben Stokvis und Wiesenhütter (1961) bereits wichtige Aspekte der Diskussion, wenn sie zu den Gefahren der Hypnose die Behauptung Baudouins' kritisierten, daß „ ... keine medizinische Kenntnis nötig sei, um den Körper und den Geist des Patienten therapeutisch (auto-) suggestiv zu beeinflussen" und er (B.) deshalb auch jedem die Anwendung von Autosuggestion und ebenso die Ausübung der

Hypnose erlauben wollte, mit der ebensowenig Gefahren verbunden seien; weiter führten sie hierzu aus:

„Das darf kein Arzt unterschreiben. ... Es ist die Aufgabe des Arztes, die autosuggestiven Vorstellungen des Patienten unter Kontrolle zu halten und eventuelle Entgleisungen wieder in die richtige Bahn zu lenken." Im übrigen verweisen sie auch darauf, und dies soll hier nicht verschwiegen werden, daß, wenn man dem Patienten in seinen Autosuggestionen freien Lauf ließe, diese sich dann in unerwünschter Richtung auch weiter entwickeln könnten.

Dies bedeutet, daß die Bilder der Patienten dem therapeutischen Dialog nicht nur zugeführt werden müssen (Hartmann 1991 a, b), sondern auch, daß diese z.T. korrigierend und damit begleitend besprochen werden müssen, wie dies par exellence im Katathymen Bilderleben (Leuner) ja bereits bekannt ist. Allerdings scheint gerade bei der derzeitigen Literatur zum KB oft vergessen zu werden, daß es in dieser Methode nur bedingt um eine Technik auf Seiten des Therapeuten geht; ebenso wichtig (oder gar wichtiger?) sind dabei jene *Selbstinterpretationen* des imaginierten Symbolmaterials auf Seiten des Patienten, die von Leuner eindrucksvoll in früheren Schriften (z.B. 1964, 1955) bereits beschrieben wurden. Damals war das ursprüngliche *experimentelle katathyme Bilderleben*, auch als „Symboldrama" bekannt, aus dem Bedürfnis heraus entstanden, die Trauminterpretationen der tiefenpsychologischen Symbolik einer experimentellen Kontrolle zu unterziehen. Dann war in der Folge dieses Vorgehens der *Versuch*, „den Prozeß der freien Assoziation der Psychoanalyse auf die Ebene des Bildbewußtseins zu übertragen" (1964, S. 197) soweit gediehen, dynamische Phänomene nach eingehender empirischer Untersuchung zu einem *halbaufdeckenden Verfahren* der Psychotherapie auf analytischer Grundlage auszubauen.

Ich nenne deshalb diese historisch wichtigen Entwicklungslinien, weil aus ihnen sich gut lernen läßt: aus dem Bedürfnis nach *(Fremd-) Interpretation* erschloß sich ein Weg zur Förderung von *Selbstinterpretation*. Dies sollte gerade in der Arbeit mit lebensbedrohlich erkrankten Menschen mit berücksichtigt werden. So liegt es nahe, von bekannten „Visualisierungen" (Simonton 1976, 1982) Abstand zu nehmen, da diese Vorgaben und Fremdinterpretationen favorisieren, die nicht nur antitherapeutisch sind; sie sind *einfach gefährlich* (und dies meine ich im doppelten Sinne der Formulierung). In seiner Rezension der bekanntgewordenen mehrjährigen Analyse einer 39jährigen Frau, die Calogeras und Berti (1991) veröffentlichten, bemerkt Kahleyss (1991) in bezug auf die von der Patientin in die Analyse selbständig eingeführte Technik der „Selbsthypnose" völlig richtig:

„Die psychodynamische Bedeutung und Relevanz dieser Selbsthypnosevorstellungen wird m. E. nicht ganz schlüssig interpretiert. Meinem Eindruck zufolge verbergen sich hinter diesen Vorstellungen auch paranoide Erlebnisse, die sich im erwähnten Rahmen (6 Therapiestunden pro Woche; Anm. M. H.) gut beherrschen ließen und somit nicht abgespalten werden müßten. Die Rede ist beispielsweise von einer Gruppe von Kriegern in griechischer Rüstung, sowie von schwarzen Rittern in persischer Rüstung usf. (S. 249), was auf eine paranoide Erlebniswelt hindeutet."

Dabei wird das Selbsthypnose-Verfahren als eine Aktivierung des Primärprozesses interpretiert, der in ein „besseres Verhältnis zum Sekundärprozeß" gelangt. Um dies jedoch zu ermöglichen, bedurfte es einer hochfrequenten Analyse, in der es möglich würde, entsprechende Übertragungsmanifestationen zu erzeugen und durcharbeiten zu können. Dies aber wird den psycho-sozialen Helfern, die in o.g. Nachsorgeeinrichtungen arbeiten, nur begrenzt möglich sein; nicht nur wegen der mangelnden Zeit, sondern auch wegen mangelnder qualifizierender Ausbildung. Dies mag mit erklären, warum populäre Laienkonzepte dann auch Eingang finden können in die „Angebote" diverser Helfer (Hartmann 1991, Kap. 6 u. 7).

Der Begriff der „Visualisierung" wird bereits so vielfältig und unterschiedlich, über den Bereich der Onkologie hinausgehend, benutzt (im Sport, Management etc.), daß er, obwohl unangemessen zur Beschreibung des Intendierten, wohl noch einige Zeit zur vermeintlichen Realisierung von Wünschbarem benutzt werden wird; dies ist bedauerlich, aber nicht änderbar. Allenfalls könnte zu einem späteren Zeitpunkt eine wissenschaftlich fundierte theoretische Konzeption hierzu mehr Klarheit bringen. Meines Erachtens nach wäre es sinnvoll, in der psychoonkologischen Literatur auf den Terminus „Visualisierung" gänzlich zu verzichten und sich mehr auf individuelle Bilder und deren Interpretation von ihren geistigen Eigentümern, den Patienten, zu konzentrieren. Dies habe ich mit dem Begriff der „Visuellen Symbolisation" zu thematisieren gesucht. Als Visuelle Symbolisationen werden z. Zt. auf der Grundlage vorgegebener, letztlich aber vage bleibender Grundmotive jene inneren Bilder und intuitiv vom Patienten erfaßten Reaktionen verstanden, die sich ihm bei der Entspannung mit entsprechender Motivvorgabe ergeben. Für mich hat sich aus der Arbeit mit vielen Krebskranken die Bedeutung eigenen selbstverantwortlichen und aktiven Tuns herauskristallisiert; so können Patienten z. B. Tonkassetten sich auch selbst und individuell besprechen (und dies ist vermutlich besser als ein heterosuggestives Serienband). Darüberhinaus sind die Visuellen Symbolisationen Teil des Centering-Modells (Hartmann 1991a, b, 1992a, b), das für eine aktive Bewältigung der Krankheitserfahrung konzipiert ist.

Die Übungen zur Visuellen Symbolisation können (und letztlich sollen sie auch) als eine Art *Lern-Set* verstanden werden. Der Übende lernt dabei als Grundlage für andere und weiterführende Übungen eine fortgeschrittene Form der Entspannung (Autogenes Training/Selbsthypnose), die überall einsetzbar ist. Dabei ist die „Ich-Tönung" der Formeln des Autogenen Trainings bereits gut geeignet, zentrale Fragen und Probleme des Erkrankten, die in nachfolgenden Übungen kommen, vorzubereiten (wie z. B. „Ich bin liebenswert", „Ich nehme mich an" usw.). Mit der weiteren Übung „Das Selbstbild" wird die erlebnisorientierte Betrachtungsweise des Konzepts eingeführt und es findet eine erste (implizite) Motivierung zur Selbstakzeptanz statt. Man könnte darüber streiten, ob dies alle Tumorpatienten brauchen oder nicht; vom therapeutischen Aspekt her ergeben sich hier oft überraschende Klärungen (z. B. bzgl. Regression/Progression). Weitere emotional erweiternde Übungen im engen Sinne sind *Die weise Person, Das Goldene Licht, Der Ort des Wohlbefindens;* in diesen werden hypnotherapeutische Syntaxbildungen genutzt, um eine Förderung *unbewußter* Aktivitäten zu erreichen. Andere Übungen (z. B. *Unterredung mit der Angst, Wachwerden* oder *Körperannahme*) fokussieren eher und deutlicher bewußte Aktivität im Sinne des *Centering-Modells.*

Die therapeutische oder beratende Arbeit mit dem Konzept Visueller Symbolisation schließt nicht aus, andere bekannte und/oder bewährte Imaginationsmotive (wie z. B. aus dem KB oder der Oberstufe des AT: Haus; Bach; Berg etc.) in der Arbeit auch zu nutzen. Jedoch steht zu vermuten, daß nicht alle Helfer über die hinter diesen Motiven stehenden Symboliken und deren Dimensionen ausreichend geschult sind und es somit problematisch erscheint, Patienten solche Motive per Buch vorzustellen. Aber es ist erwartbar, daß Betreuer von Krebserkrankten deren häufig gebrauchte Formulierungen und Problembeschreibungen ausreichend kennen; diese wurden in den als „Technik der Selbstwahrnehmung" beschriebenen und als „Übungstext" bezeichneten Motiven therapeutisch z. T. verarbeitet, und Konzepte der *Ich-Stärke* oder der *hardiness* liegen diesem Vorgehen ebenso zugrunde wie die Überlegung, „Glaubensüberzeugungen" über sich, die Erkrankung und über andere milde zu konfrontieren (Lankton und Lankton 1983, Dilts 1991). Andererseits spricht nicht viel dagegen, Patienten Motive anzubieten, die aus der Erfahrungswelt von anderen Betroffenen abgeleitet sind und die in der Präsentation viel individuellen Raum zu Erfahrung (Amplifizierung) und Weiterentwicklung gewähren.

Bezeichnenderweise werden für den derzeitigen Stand der Diskussion *vermeintlich* psycho-somatischer Onkologie oft Arbeiten veröffentlicht, die den *technischen Aspekt* psychologischen Arbeitens mit an Krebs erkrankten Menschen herausstellen, wie z. B. „Krebs und Psyche" oder „Hypnose und Imagination bei Krebs" usw. Hieran wird ein weiteres Mal eine Auffassung deutlich, die ein technisches Handeln favorisiert, und die damit letztlich sich nicht unmittelbar an den Erkrankten und seine Situation wendet – trotz aller Raffinessen und engagierten Bemühungen (wie z. B. Sinnesqualitäten aktivieren; Üben differenzierter Gefühlswahrnehmungen als der 1ten Dimension der KB usw.).

Aber es ist eben zu bezweifeln, ob der Mensch im Patienten sich in diesen, technisch geschliffenen, Routinen wiederfindet. Patienten leiden nicht in der Gesellschaft, sondern an der Gesellschaft – an einer Gesellschaft, die sie mit *Machbarem* fordert, und die Prinzipien, Annahmen, Hypothesen auf denen diese Gesellschaft der Noch-nicht-Erkrankten ihre Rituale, Handlungen und Strategien aufbaut, fördern zunehmend Massenverhalten, Massendenken, Massenhandlung, Serie. Individualität, unübliches Tun und Denken sind wenig erwünscht, und auch professionelle Helfer scheinen zunehmend mehr darunter zu leiden, im Verlauf ihres Weges von Ausbildungen und *Initiationsritualen psychotherapeutischer Schulen* diverser Fachverbände ihre persönlichen Eigenheiten an der Rezeption des Tagungshotels abzugeben – und sie dort zu belassen.

Mit dieser (zugegeben: bissigen) Kritik gesellschaftlich bedingter Aspekte beim *handling von Krankheit im allgemeinen* und dem Umgang mit *an Krebs erkrankten Menschen im Besonderen* (Frank 1991) verfolge ich zweierlei: zum einen Ernst zu machen mit der Einbeziehung gesellschaftlich bedingter Variablen und ihrem Einfluß auf individuelles Leiden. Eine *ganzheitlich, gesamtheitlich oder ökologisch* zu nennende Psycho-Onkologie wird sich in nächster Zeit diesen Fragestellungen wissenschaftlich stellen *müssen.* Alles andere wird bis Ende dieses Jahrzehnts und Jahrtausends nichts weiter sein als *Bambi-Ökologie* und *Heidi-Romatik.* Der andere Aspekt dieser Kritik bezieht sich auf den, auch gesellschaftlich verankerten, Glauben, die psychotherapeutische Arbeit mit Schwerkranken, lebensbedrohlich Erkrankten (Tumor, HIV) sei keine *wirkliche* Psychotherapie (z. B. wegen der Kürze der zur Verfügung stehenden Zeit oder wegen der unklaren, weil nicht neurosenspezifischer Theorie folgender Indikation usf.). Beispielsweise verlangen manche Autoren unterschiedlicher Provenienz die Bewahrung (Tradition) der Theorie, frei nach der Devise „Vor Spaltungsphänomenen wird gewarnt", obwohl doch bekannt sein dürfte, daß es auch akzeptabel ist, die bestehende Abwehr bei schwer erkrankten Patienten anfänglich einer Therapie (und vor allem einer Kurztherapie) zu akzeptieren, auch wenn die Theorie anderes zunächst fordert. Folglich sollten nicht ausschließlich Spaltungsphänomene bei *Patienten* uns und die Forschung interessieren, sondern auch jene von Therapeuten und Helfern, die in ihrer oft verfolgenden, psycho-somatisierenden und theoretisierenden verbissenen Haltung eher dem Konzept von „Habilitieren statt helfen" folgen und damit Spaltungen zwischen sich und den Kranken vornehmen; denn diese suchen Kontakt, Mitmenschlichkeit, Verstehen.

Das Lernset Visueller Symbolisationen ist geeignet, den Anforderungen und Erwartungen der Patienten auf den Ebenen von Selbstwahrnehmung und Interaktion im therapeutischen Prozeß zu begegnen, und die Übungen können dazu verhelfen, jene innere Welt zu öffnen, in der der Patient sich nach allem, was er unter der medizinischen Behandlung auch erlitten hat (trotz allen positiven Bemühens), auch bewegt. Dies ist häufig schmerzhafter, ja vielleicht auch: ver-rückter, als wir dies uns (als Nicht- oder Noch-nicht-Erkrankte) denken oder befürchten. Wenn Patienten mit diesen Motiven für sich, in der Gruppe oder im therapeutischen Dialog arbeiten und die damit geweckten inneren Wirklichkeiten malen und verbalisieren lernen, so zeigen sie auch jene *neuen Bildungen* in sich, für die es bislang keine Worte, geschweige denn ganze Sätze gab, denn wer hat sie bisher so gefragt, wer hat ihnen so zugehört, wer hat bisher diese Bilder und Bildungen *auch so* sehen wollen?

An dieser Stelle möchte ich meine Anmerkungen zu einigen Techniken des KB und anderer imaginativer Therapieansätze in der Anwendung bei Tumorkranken in meinem Buch „Praktische Psycho-Onkologie" nicht als einzig denkbare Interventionsformen von Imaginationen verstanden wissen; vielmehr können die „Inspektion des Körperinneren" nach Krapf (1986) bzw. die „Imagination eines gesunden Organs" nach Freiwald et al. (1975) aus dem KB beispielsweise dazu geeignet sein, überhaupt einen Zugang beim Patienten zu seinem Körper zu erreichen, der ja oft genug vernarbt, verstrahlt und begiftet ist. Dies als Unterstützung von Spaltungsphänomenen zu interpretieren (Ladenbauer 1991 bzw. in diesem Band) geht genau an dem vorbei, was heutzutage mit der Formulierung umschrieben wird, „den Klienten dort abzuholen, wo *er* ist" (pacing-Prinzip). Und statt den Klienten/Patienten dann zu einem (weiteren?) fremdbestimmten Ziel zu führen (leading-Prinzip), begleiten wir als Helfer ihn (companion-Prinzip) *auf seinem Weg eigener Zielfin-dung*. Dies ist ein wesentlicher Unterschied zu sonst üblichem Therapie-verständnis.

Die Bilder des Patienten, verbalisiert und/oder gemalt, die sich aus diesen Geleiteten Phantasien der Visuellen Symbolisation ergeben, sind geeignet für das Karthographieren seiner Landschaft, und dies kann er zu einem Großteil alleine tun. Wählt er sich zusätzlich einen therapeuti-schen Begleiter, so können beide gemeinsam das Gelände kultivieren und, wenn es denn sein soll, zivilisierend (vielleicht auch technologisch) gestalten. Dies schließt, wohlgemerkt, nicht aus, vorhandene und andere (bereits bekannte) *Ressourcen des Therapeuten* mit zu nutzen; denn auch *seine Landkarte* ist nicht *die Landschaft*.

Diese Hinwendung zu erlebnisorientiertem miteinander Arbeiten mag nicht jederfrau/jedermanns Sache sein. Wie viele professionelle Hel-fer mögen schmerzhafte innere Wege in der Begleitung dieser Kranken mitgegangen sein, um herauszufinden, was zu ihnen in ihrem Wesen als Mensch paßt – und was nicht? Wie viele mögen sich jetzt noch darüber sorgen, ob das, was sie letztlich mit den Patienten tun, auch verantwort-bar ist? Und wieviele Professionelle gestehen sich das Recht zum Zweifel und zum akademischen Widerspruch zu?

Andererseits: Wieviel Hoffnung brauchen Helfer, um trotz aller „schlechten Befunde" und unzulänglichen Konzepte eine Arbeit tagtäg-lich zu tun, die gemacht werden muß, weil die Menschen, mit denen sie arbeiten, höchst signifikante Andere sind – in denen sie sich wiederfin-den? Da ist es schon verständlich, „alles" tun und nutzen zu wollen, was als bekannt, neu, als verändernd angesehen wird. Viele Helfer ken-nen jene „Highlights" therapeutischer Arbeit, wo Beeindruckendes und bislang Unvorstellbares (manchmal mühelos) gelang; aber nicht das Besondere ist alltäglich, sondern das alltägliche Tun und Erleben ist etwas Besonderes.

Wenn es uns gelingt, daß Gesunde in uns und den Patienten besser zu würdigen als bisher, so wird es uns auch möglich sein, Krankheit und Gesundheit integrierender und intergrierend zu betrachten. Das Konzept der Visuellen Symbolisationen ist ein Versuch auf diesem Weg, sich auf Naheliegendes zu konzentrieren. Dies könnte helfen, sich Utopien dort zu bewahren, wo sonst ein Scheitern dieser Utopien uns Schmerz und den gerechtfertigten Vorwurf, *nicht ernsthaft genug* gewesen zu sein, einbringen würde.

Literatur

American Cancer Society (1982) Unproven methods of cancer management. In: Simonton OC (ed) CA-A Cancer Journal for Clinicians 32 (1): 58-61

Balint M (1987) Regression. dtv/Klett-Cotta, Stuttgart

Calogeras R, Berti LA (1991) Psychoanalyse und Krebs. Psyche 45 (3): 228-264

Diehl B (1987) Autogenes Training und gestufte Aktivhypnose – Psychophysiologische Aspekte. Springer, Berlin Heidelberg New York Tokyo

Dilts RB (1991) Identität, Glaubenssysteme und Gesundheit. Junfermann, Paderborn

Frank A (1991) At the will of the body – Mit dem Willen des Körpers. Houghton Mifflin, Boston; Hoffmann und Campe, Hamburg

Ferstl R, Müller-Ruchholtz W (1987) Psychoneuroimmunologie – ihre Forschungsgebiete und ihre konzeptuellen Probleme. Z Klin Psychol 16 (3): 199-204

Freiwald M, Liedtke R, Zepf S (1975) Die Imagination des erkrankten Organs von Patienten mit colitis ulcerosa und funktionellen Herzbeschwerden im experimentellen katathymen Bilderleben. Psychother Med Psychol 25: 15-24

Harrer M, Centurioni Ch (1991) „Sonnen durchfluten meine Bahnen" – Entspannung und imaginative Verfahren. Beiträge zur Psychoonkologie 1: 65-82

Hartmann M (1990) Autogenes Training – mit doppelten Gewinn. Herder, Freiburg

Hartmann M (1991a) Praktische Psycho-Onkologie. Pfeiffer, München

Hartmann M (1991b) Müssen Krebspatienten visualisieren? Jahrbuch der Österreichischen Arbeitsgemeinschaft für Psychoonkologie: 83-89

Hartmann M (1991c) Dann... bitte eine Schale Tee. Heilende Alltagsgeschichten – Alltägliche Heilungsgeschichten. Garuda, Dietikon

Hartmann M (1992a) Aktivierung von Krebspatienten durch das Centering-Modell. Biosynthesen 1: 14

Hartmann M (1992b) Imaginationstechniken. Workshop-Bericht. Jahrbuch der DAPO 1991, Münster

Hartmann M (1992c) Arbeit mit Geleiteten Phantasien bei Krebserkrankten. In: Wippich J (Hrsg) Neurolinguistische Selbstorganisation. Rößler, Konstanz

Hartmann M (1992d) Hypnotherapeutische und imaginative Hilfen zur Krankheitsbewältigung. Workshop, Psycho-Onkologische Tagung, Oldenburg

Hartmann M (1992e) Rezension von A. Frank "At the will of the body". report psychologie/ bdp

Holland JC, Rowland JH (1989) Handbook of psychooncology. Oxford University Press, New York Oxford

Kahleyss M (1991) Rezension der Arbeit von Calogeras und Berti. Beiträge zur Psychoonkologie 1: 127-134

Kast V (1988) Imagination als Raum der Freiheit. Walter, Olten

Krapf G (1973) Autogenes Training aus der Praxis. Lehmanns, München

Krapf G (1986) Inspektion des Körperinneren. Ärztl Praxis Psychother 8 (3): 3-7

Ladenbauer W (1991) Imagination und Hypnose bei Krebs. Imagination 1: 36-68

Lankton SR, Lankton CH (1983) The answer within. Brunner Mazel, New York

Leuner H (1955) Symbolkonfrontation – ein nicht-interpretierendes Vorgehen in der Psychotherapie. Arch Neurol Psychiatr 76: 23-49

Leuner H (1964) Das assoziative Vorgehen im Symboldrama. Z Psychother Med Psychol 14: 196-211

Leuner H (1987) Lehrbuch des Katathymen Bilderlebens. Huber, Bern Stuttgart Wien

Schulz KH, Raedler A (1986) Tumorimmunologie und Psychoimmunologie als Grundlagen für die Psychoonkologie. Psychother Med Psychol 36: 114-129

Simonton OC, Matthews-Simonton St, Creighton JB (1982) (1976) Wieder gesund werden. Rowohlt, Reinbek

Stokvis B, Wiesenhütter E (1961) Der Mensch in der Entspannung. Hippokrates, Stuttgart

Hypnose und Imagination bei Krebs (Psychotherapeutische Umsetzung pathophysiologischer Erkenntnisse)

W. Ladenbauer

Da ganzheitliche Medizin nicht eine Sammlung verschiedener Techniken, sondern eine Kombination verschiedener Überlegungen ist, soll diese Darstellung eine Ergänzung zu den bisher bekannten Überlegungen sein und nicht wieder in ein eigenständiges Behandlungsverfahren münden. Deshalb fasse ich vorerst die bisherigen Konzepte zusammen, um danach meine Vorschläge zur Umsetzung pathophysiologischer Mechanismen in psychotherapeutische Schritte vorzustellen. Bei der Krebserkrankung geht es um den Verlust der Differenzierungsfähigkeit von Selbst und Fremd, sowie um den Verlust der Beseitigungsfähigkeit der als fremd (entartet) erkannten Zellen. Und genau diese beiden Mechanismen lassen sich psychotherapeutisch nutzen: Schulung der Differenzierung und Freisetzung von Aggression. Sehr wichtig erscheint mir auch der Hinweis, daß Krebstherapie oftmals Begleitung bedeutet, eventuell mit Verlängerung der Überlebenszeit und Verbesserung der Lebensqualität (Spiegel 1989). Es gibt aber mit Sicherheit keinen Heilungsanspruch! Nötig ist also der „Verzicht auf Göttlichkeit" (Bartl 1983), auf magische Heilungsideen und Omnipotenzwünsche des Therapeuten bzw. an den Therapeuten. Zusätzlich will ich auch deshalb einen Überblick über die bisherigen Konzepte bringen, um den wichtigen Anteil der Imagination und der Hypnose aufzuzeigen. Mit einbezogen können ebenfalls komplementärmedizinische Ansätze werden. Wir können damit ganz im Sinne Milton Ericksons durch Akzeptanz und Utilisation der subjektiven, oft magischen Krankheits- und Behandlungsvorstellungen des Patienten einen guten Rapport, also eine gute und tragfähige Arzt-Patient-Beziehung herstellen und vertiefen. Dies ist umso wichtiger, als die Kluft zwischen Krankheitstheorie des Arztes und des Patienten eine der Hauptursachen für die Non-Compliance ist. Nach dem heutigen Wissensstand der Onkologie ist ein Karzinom nicht als lokales Organgeschehen, sondern als Systemerkrankung zu sehen; verursacht (Ätiologie) und bewirkt (Pathogenese) durch ein multifaktorielles Geschehen. Erklärbar nur durch das Zusammenwirken von kausalem, systemischem und magischem Denken. Darin unterscheidet sich ein Karzinom in nichts von einer psychosomatischen Erkrankung.

Immunsystem

Die bisherige Behandlung (OP, Strahlen, Chemotherapie, Hormone etc.) zielte auf eine Beseitigung (Abwehrmechanismus Ungeschehenmachen) der Krebszellen. Dabei kann es zu Nebenwirkungen kommen, wie iatrogene Schädigung des Immunsystems, aber auch zu Schmerzen, Erbrechen etc. oder zu Ängsten, z. B. vor Verstümmelung. Mit einem Satz läßt sich die Aufgabe des Immunsystems zusammenfassen: Alles, was fremd ist, wird abgewehrt, also erst erkannt, dann bekämpft! Alle Veränderungen der Homöostase werden sofort mit Freisetzung biologisch hoch aktiver Substanzen aus Leukozyten beantwortet. Pro Sekunde werden die Homöostase-Schwankungen mit dem Zerfall von ca. 1,2 Mio Leukozyten gepuffert (Heine 1991). Das Immunsystem ist kein autoregulatives System, sondern es unterliegt der Kontrolle, beispielsweise den stark kontrollierenden Einflüssen des Gehirns und der Psyche. Wir wissen sogar, daß die Nervensysteme und das Immunsystem gemeinsame Rezeptoren haben (siehe Beitrag von Uhlenbruck in diesem Band). Es stellt also ein psycho-neuro-endokrino-immunologisches Netzwerk dar, das zwei Hauptaufgaben hat: Die erste Aufgabe ist die Erhaltung der Identität des Organismus, die durch ein unverwechselbares Muster auf der Oberfläche aller kerntragenden Zellen festgelegt ist. Mit Ausnahme eineiiger Zwillinge unterscheiden sich alle Individuen durch ihre spezifischen Eigenschaften voneinander, können also Selbst von Fremd unterscheiden. Die zweite Aufgabe stellt die Bewahrung der Integrität, also die Beibehaltung der Unversehrtheit des Gesamtsystems dar. Durch belebte und unbelebte Agentien kann diese Integrität zerstört werden. Das Immunsystem reagiert mit Gegenmaßnahmen, um diese Eindringlinge zu eliminieren. Dementsprechend ist die erste Phase im Ablauf der Immunabwehr das Erkennen der fremden/entarteten Zelle und die zweite Phase deren Zerstörung. Und eben diese zwei Phasen sind es, die ich nun in das ganzheitliche Behandlungskonzept einbaue, vor allem mit imaginativen und hypnotischen Techniken (Hypnotherapie nach Milton Erickson, Katathymes Bilderleben = KB, Autogenes Training = AT).

Immunerkrankungen

Zusammenfassend ist also die Krebserkrankung eine Immunerkrankung, bei der die Unterscheidung von Selbst und Fremd sowie die Aggression gestört sind. Bei den Autoimmunerkrankungen ist vermutlich ebenfalls die Unterscheidung gestört; nur wird hier nicht Fremd für Selbst, sondern Selbst für Fremd gehalten. Zusätzlich ist die Aggressivität erhalten und auf das Selbst gerichtet. Bei AIDS sind Unterscheidungsfähigkeit und Aggression erhalten, aber die Immunabwehr allgemein defizient. Bei Organtransplantationen wiederum müssen Differenzierungsfähigkeit und Aggression gehemmt werden, um das fremde Organ nicht abzustoßen, aber nur in einem Ausmaß, daß die sonstige Immunabwehr noch funktionsfähig ist. Und bei Allergien geht es um eine überschießende Reaktion der Immunabwehr auf ein als fremd erkanntes Antigen (körperfremdes Eiweiß), das Sich-Wehren/Abgrenzen/Unterscheiden ist also verstärkt. Nach meiner Erfahrung können und sollen die psychotherpeutischen Umsetzungen dieser unterschiedlichen organpathologischen Mechanismen in die Betreuung Immunkranker miteingebaut werden. Mein grundsätzlicher Vorschlag ist es, neben allgemeinen psychotherapeutischen Mitteln auf diese Weise der Spezifität jeder dieser Erkrankungen gerecht zu werden, und die zugrundeliegenden Mechanismen direkt und entsprechend bearbeiten zu können. Wenn auch gerade Hypnose und KB zwei rasch greifende Verfahren sind, so wird jedoch diese meine Ergänzung sicher zu ihrer Umsetzung einiges an Zeit benötigen, was allerdings bei mancher Immunerkrankung wie Krebs oder AIDS oft nicht der Fall ist.

Adjuvante biologische Krebstherapien und ihre theoretischen Grundlagen werden von mir in die Krebsarbeit mitaufgenommen, da ihre Wirksamkeit einerseits bereits erwiesen ist (z. B. Mistel), oder von der Schulmedizin verwendet wird (Hormone), andererseits ihr Wissen für das Verständnis der vielleicht magischen subjektiven Behandlungstheorien der Patienten wichtig ist. Nur so können wir den Patienten dort abholen, wo er sich befindet, und damit eine gerade für Krebspatienten so wichtige vertrauensvolle Arzt-Patient-Beziehung herstellen. Im Sinne M. Erickson's utilisieren wir alles, was uns der Patient verbal oder nonverbal mitteilt. Eine frühe ganzheitliche Krebsbehandlung findet sich auch in

der anthroposophischen Medizin nach Rudolf Steiner. Die anthroposophische Ansicht faßt K. Dunke (1983) wie folgt zusammen: „Der Krebs
ist zuerst eine Allgemeinerkrankung, eine Erkrankung des ganzen Menschen, der mit der Fremdwelt um oder in ihm nicht mehr fertig wird.
Er ist dann, im zweiten Stadium, eine Zellkrankheit, und er muß durch
lokale, d. h. auf die erkrankte Zelle gerichtete und durch allgemeine,
d. h. die Gesamtheit des Menschen als Leib, Seele und Geist schützende, aber auch durch in erneute, erhöhte und verstärkte Aktivität versetzende Maßnahmen behandelt werden." So steht auch im Zentrum der anthroposophischen Krebsbehandlung das ärztliche Gespräch, um dem Patienten zu helfen, Einblick in das Wirken geistiger Gesetzmäßigkeiten zu
gewinnen.

Psychotherapie

In der Psychotherapie geht es mehr um die Auseinandersetzung mit Leid,
Angst und Trauer, mit Schwerpunkt Krankheitsverarbeitung in der Arzt-
Patienten-Beziehung, als um Krebsbekämpfung oder ätiologische Fragestellungen.

Bisherige Krebstherapien und ihre Grundannahmen

1. Lawrence LeShan (1956)

meint, Einstellungen und Gefühle beeinflussen die Neigung des Organismus, Krebs zu entwickeln; Krebs sei also oft ein Anzeichen, daß etwas
anderes im Leben des Patienten nicht in Ordnung ist. Nach Ansicht
LeShan's erkrankt man dann, wenn man sich von einstmals (unbewußt)
getroffenen Lebensträumen und Lebenszielen wegentwickelt. Die Erkrankung wird somit als Warnung betrachtet und therapeutisch zur Analyse der bisher unbewußt gebliebenen Lebenswünsche und zur Änderung
der Fehlentwicklung genutzt. Krankheit sei also zugleich Mahnung und
Warnung. Als Therapiekonzept benützt er im Rahmen einer ganzheitlichen Medizin einen systemischen Ansatz mit voller Anerkennung der
Einzigartigkeit und der Eigenverantwortung sowie der heilsamen Kräfte
und Fähigkeiten jedes einzelnen Patienten. Der ganzheitliche und systemische Ansatz, die maßgeschneiderte Therapie und die Ressourcenorientierung sind auch wichtige hypnotherapeutische Prinzipien. Dazu
setzt er auch noch die Metapher vom „Lebenstraum" oder der „Melodie

des Lebens" ein, ebenfalls ein Erickson-Prinzip, aber auch schon imaginative Übungen mit Motiven für aktive Lebensgestaltung und Lebensbewältigung. Es ist für ihn nicht der Glaube, wieder gesund zu werden, wesentlich, sondern die „ehrliche Entdeckung eines guten Grundes, gesund zu werden". Zusammenfassend also hypnotherapeutische und imaginative Techniken in einem ganzheitlichen Therapiekonzept.

2. Ainslie Meares (1976)

leitet den Patienten mit verbaler und nichtverbaler Kommunikation, vor allem Berührung an, in einen Zustand umfassender geistiger Stille und damit in ein nichtsprachliches Verstehen von Leben und Tod als Facetten eines fundamentalen, ganzheitlichen, meditativ-gelösten Geschehens. Die von ihm verwendete Meditationstechnik nannte er „Intensive Meditation" („intensive meditation") oder „Geistige Ataraxie" („mental ataraxis"). Als theoretische Grundannahme benützte Meares die Überzeugung, „daß der Zusammenbruch des Immunsystems eine somatische Regression darstelle, die ihrerseits die pathologische Entwicklung von Krebs erst möglich machte. Dieser Regression sei auf psychologischer Ebene mit einer atavistischen Regression zu begegnen, die zu jenem Zustand zurückführen soll, der vor dem Zeitpunkt der Fehlentwicklung liegt." Im Grunde genommen also entspricht dies dem „narzißtischen Auftanken" und der „Regression im Dienste des Ichs", wie weiter unten gezeigt wird. Dazu auch, wie T. Moser (1991) beschreibt, die durchaus nicht nur mögliche, sondern sogar nötige körperliche Berührung, reflektiert in der „Kultivierung des Angebots an Berührung".

3. Bernauer Newton (1983)

läßt durch die tägliche und regelmäßige vollkommene Ruhe den Patienten die unmittelbare Erfahrung des Selbsterlebens und in der Synthese mit dem Ich die Ganzwerdung erleben. Dazu kombiniert er Überlegungen von Simonton mit hypnotherapeutischen Techniken nach Erickson, geht also eine ähnliche Entwicklung, die dann auch Simonton selbst ging. Auf der Entspannung aufbauend verwendet er auch die Visualisierung des Tumors bzw. der Tumorzellen, der organo-medizinischen Behandlung und des Immunsystems. Neben der Technik der geleiteten Imagination und der Aufforderung zum Malen der erlebten Bilder (vgl. auch Hartmann 1985 und Sokal 1990 bzw. die Aufforderung vieler KB-Therapeuten an die Patienten, ihre inneren Bilder auch zu zeichnen oder zu malen), stellt er auch ein maßgeschneidertes Hypnose- und Visulalisierungs-Tonband für den Patienten her.

3. O. C. Simonton, S. Matthews-Simonton, J. L. Creighton (1978 bzw. 1982)

führten in ihr recht berühmt gewordenes Programm der „Überwachung des Immunsystems" (Monitor-Theorie) die Visualisierung ein. In Form der Imagination der Aggressoren (starke Killerzelle) gegen dem Tumor bzw. die Tumorzellen und der erfolgreichen Krankheitsbewältigung. Neben der direkten Therapiesitzung hatten die Patienten dreimal täglich zu üben, d. h., sich zu entspannen und zu visualisieren. Aus behavioristischen Überlegungen kann dies kaum erfolgreich funktionieren, da der Patient ja meist täglich mit dem Fortschreiten des Tumors oder der Beschwerden als negativem Verstärker konfrontiert wird. Die Visualisierung der Killerzellen stellt eine Ich-Stützung, also eine Art Hilfs-Ich dar, was bei der nötigen Balance mit der Ich-Stärkung (Franzke 1991) ebenfalls zu berücksichtigen ist. Prinzipiell waren neben dem Visualisieren dieses Abwehrkampfes und einer lebenswerten Zukunft das therapeutische Durcharbeiten des sekundären Krankheitsgewinnes und die Aufforderung zu Diät, Sport, Schlafen und Lesen Teile ihres Programmes. Sport steigert ja die Immunabwehr und verbessert die psychische Gestimmtheit, wie zahlreiche Untersuchungen zeigen (z.B. Schlenzing 1990). Simonton schließt überhaupt mit dem Patienten einen strikten Vertrag mit der klaren Entscheidung und Kampf für das Leben.

5. Simonton's Weiterentwicklung (nach Sokal 1991)

Simonton ging nun nach Erscheinen seines Buches in Ergänzung des eigenen Programmes einen mehr Ericksonschen Weg: Er arbeitet nun hauptsächlich mit Ressourcen und einer Zukunfts- und Lösungsorientierung. Er ging weg vom Tumorbild und vom Kämpferischen, hin zu den Ressourcen mit seinen fünf Säulen der Identität (Körperbild, Ich-Du-Beziehung, Ich-Wir-Beziehung, soziale und berufliche Stellung, Belief System mit Weltanschauung, Religion, Spiritualität) und zur Glaubensüberzeugung der Selbstheilungskräfte des Menschen. Die Visualisierung betrifft jetzt z. B. nicht mehr die erfolgreiche Krankheits- sondern Krankseinsbewältigung. Zum Erkennen, für Therapeut wie Patienten, der in einer Notsituation wirklich vorhandenen Ressourcen, läßt Simonton den Patienten sein Körperbild sowie die inneren und äußeren Ressourcen zeichnen. Er gibt ihm zum Zweck des Zeitdruckes nur 5 Minuten Zeit dafür. Auch fordert er die Patienten auf, das Jetztbild und das Zukunftsbild zu zeichnen (Sokal 1990). Die Bearbeitung und Förderung all der Ressourcen ergänzt er noch durch Ausagieren mittels psychodramatischer, gestalttherapeutischer und imaginativer Techniken. Er geht also ab vom reinen Kampfgedanken seines ursprünglichen Konzeptes – „Das Böse kann nicht durch Krieg integriert werden." (König 1990). In seinen neueren Arbeiten (z. B. Simonton 1991) geht er insgesamt noch mehr auf hypnotherapeutische Elemente ein, auch explizit so genannt, sowie auf Relaxation und Imagination. Somit erfüllt er weitgehend die Forderungen von W. Lenk nach Ergänzungen seines ursprünglichen Programmes:

6. Wolfgang Lenk (1985)

ergänzt Simonton mit hypnotherapeutischen Ansätzen: Einsatz von Metaphern entsprechend dem ‚belief system' des Patienten zur Aktivierung der Mitwirkung beim Heilungsprozeß. Maßgeschneiderte Therapie mit einer individuellen und nicht standardisierten Trance. Reframing (therapeutische Umdeutung): Kampf des Immunsystems in Verbindung bringen mit dem Konzept, die Krankheit als Botschaft des Körpers aufzugreifen, die erst dann überflüssig wird, wenn wirklich neue Lebensorientierungen gefunden worden sind, der Patient also auf der seelischen Ebene zu neuen Einstellungen findet. Dies gelingt durch Trennung der guten Absicht des Körpers/Unbewußten und dem Weg/Verhalten zur Verwirklichung dieser guten Absicht. Damit wird der Krebs als Botschaft einer guten Absicht definiert, die aber prinzipiell auch durch andere Wege verwirklicht ist (Krebs als Chance!). Dies macht die Frage nach dem ‚Warum an diesem oder jenem Organ' überflüssig. Das griechische Wort Krisis meint nicht nur Bedrohung, sondern auch Wendepunkt! Dieses Reframing stellt überdies nach meiner Ansicht die beste Möglichkeit dar, Schuldgefühle beim Patienten zu verhindern bzw. zu behandeln. Schuldgefühle, die auftauchen (können), wenn der Patient „durch ein Psychologisieren, d. h. auch durch eine psychosomatische Sichtweise, auf Zusammenhänge zwischen Krankheit und Persönlichkeit hingewiesen wird und dies zu einer schuldhaften Verarbeitung unter dem Gesichtspunkt von Eigenverantwortlichkeit führt". Schuldgefühle, die auch ihre Wurzel in dem Gefühl der Isolation insbesondere Schwerkranker haben können, denn „Isolation bedeutet Strafe, und Strafe hat mit Schuld zu tun, die dann vom Patienten im Sinne eines Kausalbedürfnisses mit früheren Ereignissen verknüpft wird." Übrigens ist auch der zukunftsorientierte Ansatz von Erickson, wiederzufinden bei Simonton (neu), Lenk, Hartmann u. a., der Verhinderung des Auftretens von Schuldgefühlen förderlich.

7. Wolfgang Lenk (1988)

stellte einen Mehrstufenplan vor: „Arbeit mit Teilen" als Konzept einer immunstimulierenden Hypnotherapie:

1. Weltbild vermitteln von der Existenz des klugen Unbewußten, des nicht unter der bewußten Kontrolle stehenden Persönlichkeitsanteiles, mit seinen auch positiven Funktionen, sowie von der Existenz der Selbstheilungskräfte.

2. Kontaktaufnahme mit diesen Teilen in Trance mittels Visualisieren und Kommunikation, dann auch zum Krebs. Diese Phase ist abgeschlossen, wenn der Patient in Trance internal ein Symbol („Teil") wahrnimmt, mit dem er frei kommunizieren kann, und dieser Kontakt stabilisiert und fix etabliert mit guter Kommunikation ist.

3. Aussöhnung: Dem Patienten zur Bereitschaft und dann zur Fähigkeit verhelfen, von diesem Teil die positiven Absichten seines bislang unbewußten Tuns, und Hinweise zur eigenen Lebensgestaltung anzuhören, sich damit auseinanderzusetzen und schließlich anzunehmen.

4. Kontrakt: Absprache über regelmäßige Konsultation und Kommunikation mit diesem Teil.

5. Therapie: Durcharbeitung innerpsychischer Konflikte und Lösungsmöglichkeiten unter Anleitung dieses Teiles, mit Erarbeitung und Umsetzung konkreter Verhaltensänderungen.

6. Heilungsvisualisierungen: tägliche Imaginationen.

7. Zukunftsperspektiven: Das eigene Leben mit Sinn erfüllen und Fortführung der Therapie mit ev. Einbeziehung von Kommunikationsanalyse und -training oder von spirituellen Teilen.

8. Matthias S. Hartmann (1991)

und sein „Centering-Modell" (Selbsthilfemodell des „Sich-Zentrierens"): Hier handelt es sich um ein klar strukturiertes Programm mit Fragen, Überlegungen und Vorschlägen zur Erarbeitung der Möglichkeiten, sich als Person nicht ausschließlich über die Krankheit zu definieren, sondern

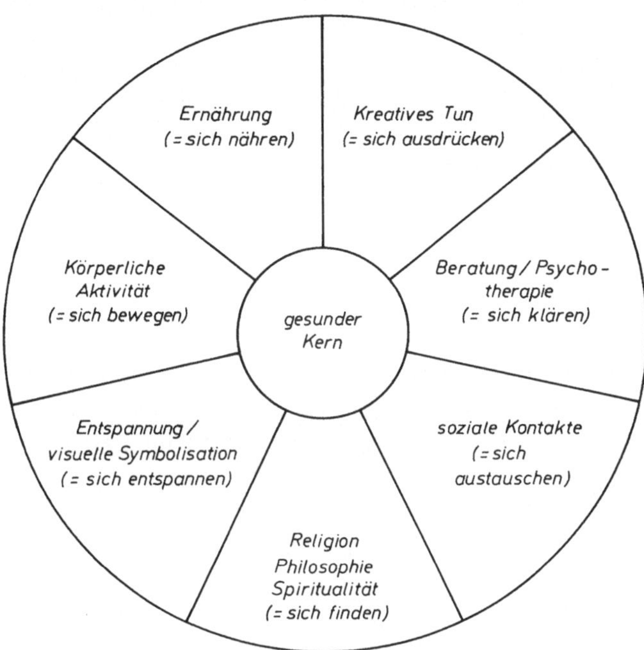

Abb. 1. Centering-Modell (Hartmann 1991) in den Hauptbereichen

vielmehr neue Leitlinien zu entwickeln. In diesem Modell werden „psychologische Überlegungen in sieben Bereichen (siehe Abb. 1) praxisorientiert dargestellt, um sich bewußt und aufmerksam mit der Krebserkrankung auseinanderzusetzen und persönliche Einstellungen zu Erkrankung und Gesundheit zu prüfen. Die Zielsetzung dieses Modells besteht darin, die persönlichen Möglichkeiten des Einzelnen deutlich zu machen und Anleitung zu geben für eine systematische, psychosoziale Selbsthilfe." Also aktives Erarbeiten von gesundheitsförderlicher Lebensführung. Hartmann geht damit einen ähnlichen Weg, wie ihn Simonton auch gegangen ist, nämlich das Abgehen von der Ätiologie der Erkrankung hin zur Bewältigung der Krankheitsfolgen und zu einer Zukunftsorientierung.

9. Peter und Gerl (1984)

setzen Hypnotherapie bei Krebs ein:

1. zur Schmerzkontrolle. Schon M. Erickson setzte die Hypnose zur Schmerzbewältigung bei Tumorpatienten ein (1959). Nach Hilgard (1977) wird der Schmerz erträglicher gemacht, indem das Leiden von der

Schmerzwahrnehmung getrennt wird. Als Technik setzen Revenstorf (1988) und B. Peter (1986) die Veränderung der Empfindungsqualität, des Ausmaßes, der Körperregion, der Zeitwahrnehmung und die Dissoziation der schmerzenden Körperregion oder des ganzen Körpers sowie Amnesie, Halluzination (positiv an schmerzfreie Zustände) und Einstreutechnik ein.

2. Gegen Begleitsymptome der Krankheit und/oder medizinischen Behandlung, mit Umdeutung und Neuinterpretation der angstbesetzten Situationen und Vorstellungen.

3. Aktivierung der unbewußten und körpereigenen Abwehrprozesse und Bewältigungsmechanismen: Aktivierung des Abwehrsystems und der kommunikativen Vorgänge in und zwischen den einzelnen Zellen. Dazu eine sehr schöne Metapher für den „Erkennungsdienst der Zellen": Ausweis genügt nicht, die Fingerabdrücke müssen her! Hier gibt es nach meinem Wissen die bisher einzige Parallele zu meiner Idee von der Umsetzung der Pathophysiologie in die Psychotherapie beim Erkennen/Differenzieren.

4. Aktivierung des Lebens- bzw. Überlebenswillens durch Zukunftsperspektiven, Altersregression und -progression, Reframing. Dabei lehnen die Autoren „harte" Behandlungsmethoden, wie z. B. früher Simonton, ab, bei denen die Patienten sich definitiv entscheiden mußten, entweder bedingungslos um ihr Leben zu kämpfen oder sich auf den Tod vorzubereiten.

5. Hilfe im Umgang mit der Erkrankung, mit therapeutischer Akzeptanz des Widerstandes gegen die Tatsache der lebensbedrohlichen Erkrankung.

Die Rolle von Imagination und Hypnose

Wie bisher aufgezeigt, ist der Großteil der Behandlungstechniken oder -programme vor allem eine Kombination aus Imagination/Visualisierung mit Trancearbeit. Und meist auch von den hypnotherapeutsichen Grundannahmen und Prinzipien von Milton H. Erickson ausgehend: Die Einzigartigkeit jeder Person ergibt die Akzeptanz der subjektiven Realität des Patienten und führt zu maßgeschneiderter Therapie (Zeig 1990) mit Utilisation, Nutzung des „Widerstandes" des Patienten etc. In diesem Sinne ist M. Erickson ein ganz früher Psychosomatiker, der den Menschen in seiner psycho-somato-sozialen Individualität betrachtet. Und die Hypnose selbst ist ja noch dazu ein ausgezeichnetes Werkzeug, da sie ja ein psychosomatischer Zustand ist. Entspannung und Trance sind ein natürlicher, täglich erlebter und von jedem erlernbarer Vorgang. Das Unbewußte ist nicht nur jene „böse" Instanz, die unsere Neurosen bewirkt, sondern kann auch positiv, integrativ und konstruktiv wirken. Jeder Mensch verfügt über Ressourcen. Diese können aktiviert, forciert und erweitert werden. Die Hypnotherapie hat immer die selbstheilende Intelligenz des Organismus postuliert (vgl. Bartl 1983: „Die Natur ist gütig und sucht sich selbst die Wege zur Heilung, wenn man sie läßt und das dazugehörige Klima herstellt.") Dies wird auch durch Ericksons Metapher deutlich: „Dein bewußtes Denken zeigt sehr viel Intelligenz, aber deine unbewußten Prozesse sind bei weitem klüger." Techniken wie Metaphern, Dissoziation und Integration, Reframing, Pacing & Leading, Arbeit mit Teilen, Regression und Progression, Einstreutechnik etc. fanden Eingang in die meisten Therapiekonzepte. Zur Bekämpfung oder Linderung von Schmerz, Angst, Verzweiflung, Schuldgefühlen, aber auch gegen die iatrogenen Nebenwirkungen. Die Rolle der Hypnose ist also zusammenfassend nach S. Mrochen (1991) auf drei Ebenen wichtig:

1. Angst- und Streß-Minderung

2. Schmerzbekämpfung

3. Ansatzweise durch ihren vermuteten (und teilweise nachgewiesenen, Bongartz 1990) Einfluß auf das Immunsystem.

Als imaginative Technik eignet sich nach meiner Erfahrung besonders das Katathyme Bilderleben (KB) nach H. Leuner (1985). Es ist nicht nur ein psychoanalytisch-orientiertes Verfahren, sondern trägt auch die Möglichkeit prozeß- und zukunftsorientierter Anwendung (ohne das analytische Basiskonzept verwässern zu wollen!), aber auch die Möglichkeit des sog. „narzißtischen Auftankens" in sich. Allerdings setze ich es nicht bzw. nicht vorrangig, mit dem Motiv „Inspektion des Körperinneren" ein. Wie ich meine, wäre die direkte Konfrontation mit dem erkrankten/befallenen Organ und den Symptomen wegen möglicher Fixierung darauf oder Angststeigerung nicht günstig. Und die Orientierung auf einen funktionierenden, beschwerdefreien Bereich, was eventuell Entlastung erwarten lassen würde, wäre nur eine Unterstützung der sowieso schon so massiven Abspaltung. Eine Unterstützung also des Abwehrmechanismus Abspaltung, in diesem Fall des kranken Organs als bösem Objekt. Im folgenden Kapitel zeigen wir vielmehr, wie ich KB und Hypnotherapie kombiniert einsetze. Nicht als alleiniges Konzept, sondern in Ergänzung der oben beschriebenen Konzepte. Und zwar Ergänzung durch zwei immer

wieder theoretisch erwähnte, doch therapeutisch bislang völlig vernachlässigte Mechnismen.

Umsetzung der physiologischen Mechanismen in die psychotherapeutische Arbeit

Wie schon dargestellt, geht es bei Krebs vorerst nicht um einen Totalzu-
sammenbruch des Immunsystems, sondern um den Verlust der Fähigkeit, körperfremde (in diesem Fall dysplastische, also „entartete") Zellen
als solche zu erkennen und im zweiten Schritt dann auch zu vernichten.
Gewünscht wird also die Wiedererlangung von Differenzierungsfähigkeit
und im folgenden die aggressive Beseitigung von Krebszellen. Die frühkindlichen Entwicklungsschritte, die pathologisch zu der sog. Grundstörung nach Balint führen können, entsprechen von der sprachlichen Be-
griffsgebung und vom zugrundeliegenden Mechanismus dem psychischen (psychopathologischen) Äquivalent bei der Krebserkrankung.
„Die Basis jeglicher Objektbeziehung ist eine kontinuierliche Auseinandersetzung und Differenzierung zwischen Objekt- und Selbstrepräsentan-
zen." (Bartl 1989). Zahlreiche Veröffentlichungen (zum Beispiel Thomas
1979, Becker 1986, Kahleyss 1988, Linemayr 1989) weisen darauf hin,
daß es zwar keine klar definierte (und beweisbare) Krebspersönlichkeit
gibt, daß aber ein relativ massiver Grundstörungsanteil mit Krebserkrankungen assoziiert sein dürfte. Dies entspricht auch meiner persönlichen
Erfahrung, die aber nur bei geringer Patientenzahl nur empirisch und
nicht statistisch abgesichert ist. Folgen wir nun der Annahme diesen Überlegungen und Untersuchungen, ergibt sich eigentlich die Notwendigkeit,
die für die Behandlung von Grundstörungen nach Balint (1970) nötigen
Therapiekonzepte in die Krebsarbeit mit einzubeziehen. Was wiederum
mit meiner Idee von Arbeit an der Differenzierungsfähigkeit und Aggression übereinstimmt. So schließt sich der Kreis Pathophysiologie – Persön-
lichkeitsanteile – Ganzheitliches Konzept (Medizin + Psychotherapie), wie
es auch Pieringer (1988, 1990, und mit Dennig 1990) als existentielle Krankheit und existentielle Selbstschutz- und Abwehrmechanismen beschreibt.

1. Differenzierung

Erkennen der Krebszelle in der prinzipiellen Unterscheidungsfähigkeit
„selbst" von „fremd" (nicht-selbst). Dies entspricht in der frühkindlichen
Entwicklung [nach der Einteilung von M. Mahler (1975)] nach der autisti-

schen und der symbiotischen, der Loslösungs- und Differenzierungsphase und innerhalb dieser der ersten Subphase „Differenzierung" (gefolgt von Übungsphase, Wiederannäherung und Konsolidierung der Individualität). Schwerpunkt der Subphase Differenzierung ist im 4. bis 10. Lebensmonat. Eine Phase der Individuation und Loslösung, der intrapsychischen Autonomie und Kognition. Die Bildung des Körper-Ich allerdings erfolgt nach M. Mahler schon vor der ersten Phase der eigentlichen Loslösung aus der Symbiose, die Selbst-Vorstellung ist demnach zunächst eine Körpervorstellung! Nach O. Kernberg (1975) entspricht die Differenzierung seinem 3. Stadium, von ihm „Differenzierung von Subjekt und Objekt" genannt. Im folgenden 4. Stadium kommt es dann zur Integration der kontrapunktischen Repräsentanzen, die dann Ambivalenzen ertragen. Moreno (1959) nennt in der Entwicklung der Identität das Erkennen der eigenen Person als einer von anderen getrennten Person auf der Körperebene den Schritt 3 a der „Horizontalen Differenzierung" im Entwicklungsstadium des Kindes „All-Realität" (1. psychisches Universum-differenziert).

Meine Vorschläge zur therapeutischen Umsetzung

1. Üben differenzierter Gefühlswahrnehmungen (1. Dimension des KB). Durch stetes Nachfragen und Wahrnehmenlassen aller Sinnesqualitäten in der Imagination entwickelt der Patient mehr Differenzierungsfähigkeit und damit auch „die Fähigkeit, die Ich-Grenzen einer Expansion bzw. Verschiebung der narzißtischen Besetzung unter bestimmten regressiven Bedingungen" (Bartl 1984) zuerst zu spüren, zu erkennen, zu vollziehen und dann auch nach außen zu verlagern. Durch Differenzierung des Körperschemas mittels übender Verbalisierung introspektiven Erlebens erfolgt auch später die schrittweise Koppelung von vorsprachlichen bildhaften Inhalten mit kognitiven Begriffen. Hier aber formiert sich allmählich durch das Begreifen (!) der eigenen Grenzen eine innere Repräsentanz vom Körper-Selbst und damit eine Nachreifung des Körperschemas mit der Fähigkeit zur Abgrenzung von „Ich" und „Nicht-Ich", zur Differenzierung von Subjekt und Objekt. Auch S. Freud (1923) befaßte sich mit der körperlichen Wahrnehmung und deren Differenzierung: „Der eigene Körper und vor allem die Oberfläche desselben ist ein Ort, von der gleichzeitig äußere und innere Wahrnehmungen ausgehen können. Er wird wie ein anderes Objekt gesehen, er gibt aber dem Getast zweierlei Empfindungen, von denen die eine einer inneren Wahrnehmung gleichkommen kann" und „die Art, wie man bei schmerzhaften Erkrankungen eine neue Kenntnis seiner Organe erwirkt, ist vielleicht vorbildlich für die Art, wie man überhaupt zur Vorstellung seines eigenen Organes kommt." Insgesamt kommt es durch die fortlaufende Entwicklung zunehmender Differenzierungsfähigkeiten zu einem strukturbildenden Individautionsprozeß, also entsprechend der anthropologischen Medizin ein Weg in Richtung Anhebung von existentieller zu „nur" struktureller Störung.

2. Forcieren vernachlässigter Repräsentationssysteme. Vervollständigen der Sinnesqualitäten in den Repräsentationssystemen durch Overlapping, d. h. Wechseln von einem Sinneskanal in andere, in diesem Fall in vom Patienten bisher vernachlässigte. In der Sprache des Patienten ist das Vorherrschen oder Vernachlässigen eines der Repräsentationssysteme (visuell, auditiv, kinästhetisch, olfaktorisch-gustatorisch, kognitiv) leicht erkennbar. In unserer Sprache können wir nun die vernachlässigten Repräsentationssysteme forciert verwenden bzw. den Patient hinführen, um die Wahrnehmungs- und Differenzierungsfähigkeit zu verbessern und zu steigern.

3. Interventionen zur Stärkung der Autonomie und Abgrenzung. Neben den therapeutischen Vorgängen, die zur Ich-Stärkung (s. u.) führen, bieten sich hier auch Metaphern an. Als Beispiel sei nach T. Egger (1991) die Imagination eines Hauses genannt, in dem der Patient selbst bestimmen kann, wen er durch Türe-Schließen oder -Öffnen ein- oder rauslassen möchte, als erzählte Metapher oder als KB-Motiv vorgegeben. Entsprechend dem Stufenmodell der Identitätsentwicklung von Erik Erikson (1987) läßt sich die therapeutisch relevante Antithese zu Schuldgefühl mit Initiative umschreiben: Wärme, Rhythmus und Konstanz (Bartl) durch den Therapeuten unterbrechen die Muster von Unordnung und geben dem Patienten die nötige Struktur und Autonomie.

4. In der Übertragungsanalyse. Verstärkt das Abgrenzen, die Grenze zwischen Patient und Therapeut bearbeiten, um so zu einer Differenzierung Selbst-Fremd, Subjekt-Objekt zu kommen. In den Beziehungen des Kindes kann es in Fällen ungünstiger traumatisierender Erfahrungen, entweder durch Über- oder durch Unter-Stimulierung zu Störungen der Beziehung mit den wichtigsten Bezugspersonen kommen, die in der Übertragung zum Therapeuten sich wiederholen können und daher zu bearbeiten sind. Diese Beziehungsstörungen im inter-psychischen Bereich setzen sich nach Verinnerlichung als Störungen im intra-psychischen Bereich fort. Sie führen über unbewußte Prozesse zu Störungen der Entwicklung entweder als Grundstörung (Balint 1968) oder zum Basiskonflikt (Kutter 1981). Es gilt nun, diese Externalisierungen in interpersonale Strukturen zwischen Individuen zu transferieren (Kutter 1989) und die Individuation über Abgrenzungserlebnisse und Auflösung von Projektionen in der Übertragung zu ermöglichen.

5. Einstreutechnik. Von entsprechenden Begriffen wie: differenziert, verschieden, unterschiedlich, fremd, anders, Abgrenzung, Selbst, die anderen, erkennen, Grenze, Objekt, Oberfläche, etc.

6. Körpertherapien (z. B. Konzentrative Bewegungstherapie, KBT). Zum Spüren-Lernen der Grenzen und der Körperwahrnehmungen. Auch die Einbeziehung des Körpers in tiefenpsychologische oder hypnotherapeutische Behandlung (sic!) ist nach T. Moser (1991) möglich als Auffüllung unbefriedigt gebliebener archaischer Grundbedürfnisse des Kindes nach Schutz, Halt, Unterstüzung, Sicherheit und Grenzen, aber auch Autonomie, wenn es um Ich-Bedürfnisse und nicht um Triebwünsche gehe.

7. Durch die psychodramatische Technik des Spiegelns (Moreno), die auch in der Imagination, in der Trance oder im Monodrama möglich ist, erlernt der Patient die „horizontale Differenzierung" und damit das Erleben der eigenen, von anderen getrennten Person. Die Techniken Rollenwechsel und Rollentausch sind erst möglich, wenn dieser Schritt der Differenzierung stattgefunden hat und helfen dann seiner Konsolidierung.

2. Beseitigung/Bekämpfung der Tumorzellen

Ohne Anspruch auf Heilungs-Omnipotenz! Hier sind es drei prinzipielle Mechanismen, die jetzt im einzelnen detailliert mit Ideen und Vorschlägen zur therapeutischen Nutzung vorgestellt werden, und zwar eine unspezifische Immunsteigerung, die Ich-Stärkung und die Bearbeitung der Aggression im Sinne von Hemmungslösung.

2.1 Unspezifische Immunsteigerung

Trance führt vermutlich zu einer Immunsteigerung, z. B. ist das „Wegsuggerieren" oder „Wegbeten" von Warzen (Virus-Infektionen) seit Jahrhunderten bekannt. Neuere Untersuchungen untermauern diese These: das Lymphozytenverhalten in Hypnose, nämlich die Erhöhung der Haftung an der Gefäßwand (Bongartz 1990); die Steigerung der NK-Zellen durch Progressive Muskelrelaxation nach Jacobson bei Mammakarzinompatienten (Langer 1990). Auch rückt die Trance-Arbeit (Hypnose, AT) den gravierenden Einschnitt, den der Tumor und seine Folgen für den Patienten bedeuten, in eine sinnvolle Perspektive und fängt die Streß-Reaktion ab, die sonst die Immunkompetenz durch Kortisol-Ausschüttung herabsetzt. Positiv-emotionale Zustände führen zu einer Verbesserung der Immunabwehr (Martin und Dobin 1988), diese können durch jede Form von Trance-Arbeit, mit oder ohne positiv getönte Imaginationen, z. B. im KB, konfliktfreie oder beglückende Szenen oder freudvolle Bilder, hervorgerufen werden. Frau Korneva (nach Bilek 1990) aus Leningrad berichtete, daß das Gehirn sehr wahrscheinlich direkten Einfluß auf die Proliferation von Knochenmarkstammzellen nehmen kann, also die Verbindung Vorstellungskraft und Zellproliferation postuliert.

2.2 Ich-Stärkung Ich-Identität-Festigung/Neufindung
(Pieringer 1990)

Alle bei der Differenzierung genannten Punkte dienen naturgegeben ebenfalls der Ich-Stärkung. Franzke (1991) definiert Ich-Stärke als Neu-Erwerb, Entwicklung und Vervollkommnung von Ich-Funktionen, zur Unterscheidung von der Ich-Stützung, nämlich Ersetzen fehlender oder mangelhafter Ich-Funktionen von außen. Sowohl die Hypnotherapie als auch das KB ermöglichen eine klar reflektierte Balance zwischen Ich-Stärkung und Ich-Stützung.

a) Regression im Dienste des Ich (Kris 1952). Die mit der Trance verbundene Regression „hat eine wichtige narzißtische Homöostasefunktion, wie sie auch von anderen meditativen Verfahren bekannt ist" (Rossmanith 1990). Kernberg (1975) erachtet sie als Regression zu „wiederbelebten verinnerlichten Objektbeziehungen" und Kohut (1971) als primär narzißtischen Zustand und Verschmelzung von Größenselbst und allmächtigem Objekt. Nach Wesiack (1990) schafft die Regression unter systemtheoretischen Gesichtspunkten eine Harmonisierung des bio-psycho-sozial gestörten Systems Mensch und bildet so die Voraussetzung für neue kreative Möglichkeiten.

b) „Narzißtisches Auftanken". Rückzug in narzißtische Verschmelzung und Befriedigung archaischer Bedürfnisse stellt die 2. Dimension des KB dar. Es geht um das Auffüllen der Grundstörungsdefizite, wobei es durch Mangel an notwendiger Zuwendung zu einer „Unterstimulierung" gekommen war. Bei narzißtisch defizitären Erfahrungen von Wärme, Rhythmus und Konstanz (Bartl 1984) ist mit Trance-Arbeit (Hypnose, Grundstufe des AT, KB) die Möglichkeit zum Auffüllen („emotional refueling", Mahler 1975; „auftankender Dialog", Sandler 1977) im Sinne einer korrigierenden Neuerfahrung und Ich-Stärkung gegeben. Krapf (1988) nennt dies ein Wiederfinden des und damit ein Wiedereintauchen in das Urvertrauen. Es kommt in einer Szene tiefer und beglückender Befriedigung im Sinne der therapeutischen Regression (Balint 1970) zur Füllung triebbestimmter und affektiver Lücken in den emotionalen Entwicklungsphasen, bei Krebs eben zur Er-Füllung archaischer Bedürfnisse. Diese Regression ergibt eine Ich-Stärkung und eine progressive Bewegung in der Therapie (Leuner 1986).

c) Differenzierung. Wie schon oben behandelt, muß auch hier nochmals betont werden, daß das Üben der Differenzierung zu Autonomie und Ich-Stärkung führt. Die schrittweise Differenzierung somatopsychischen Wahrnehmens durch Übung von differenzierter Wahrnehmung der Sinnesqualitäten verbessert nun nicht nur das Erkennen, sondern ist ein Bestandteil der KB-Therapie (Bartl 1984) im Umgang mit der Grundstörung im Wiederherstellen von Urvertrauen.

d) Methapern. Wieder ein Beispiel von T. Egger (1991) bei Mammakarzinompatientinnen, bei denen sie häufig Mechanismen der Selbstverleugnung, Selbstaufopferung, Anpassung und Aggressionsgehemmtheit fand: Jedes Familienmitglied ist eine Blume im Garten der Patientin, die diese Blumen pflegt. Nur eine dieser Blumen sagt immer, wenn sie sie gießen will, sie brauche nichts, sie solle das Wasser den anderen Blumen geben. „Wie, glauben Sie, geht es dieser Blume, wie gedeiht diese Blume?"

e) Entängstigung. Katz (1970) stellt beim Mammakarzinom Zusammenhänge zwischen psychischen Abwehrprozessen (z. B. gegen Angst) und Depression mit dem Hydrocortisonspiegel und einer schlechteren Prognose her. Damit zeigt er die Wichtigkeit von direktem Ansprechen der Angst vor dem Tod und dem Danach, vor dem Sterben, dem Leiden, den Schmerzen, dem Siechtum, der Abhängigkeit etc. zur Entängstigung. Aber auch direktes Ansprechen der Angst vor der Behandlung: Verstümmelung, Nebenwirkungen, Strahlen (unfaßbar Mystisches, diffuse Angst nach Tschernobyl) mit Informationen, z. B., daß die Bestrahlungsdauer nicht linear mit dem Schweregrad der Erkrankung einhergehen muß. Je mehr Informationen gegeben werden, umso besser geht es dem Patienten. Entspannung und Angst schließen einander physiologisch aus. Konditionierte Entspannung wie im AT wirkt also entängstigend. Löschen/Entkonditinierung der Gedanken an die Bestrahlung oder Zytostatika-Infusion (mittels Hypnose), die bereits Nebenwirkungen, meist Erbrechen, auslösen (antizipatorische Übelkeit). Dazu die Untersuchung von Redd et al. (1983), wobei die Anleitung zur Selbstsuggestion günstiger erscheint, da es zu keiner Konditionierung auf die Stimme des Therapeuten wie bei der Verwendung von Tonbandcassetten kommen kann. (Die Stimme könnte dann Übelkeit auslösen!) Hier ist also Entkonditionierung im klassischen behavioristischen Sinn möglich. Allerdings verwendete M. Erickson eine elegantere Lösung, nämlich das Erhöhen anderer, mit dem Unerwünschten nach meiner Ansicht inkompatibler Realitäten.

f) durch den Aufbau eines positiven Selbstbildes und Formulierung von Lebenszielen, wie in bisherigen Krebstherapiekonzepten.

g) stabile Objektbeziehung in der therapeutischen Beziehung mit Einfühlungsvermögen und Resonanzfähigkeit, sowie Wärme, Rhythmus und Konstanz. So kommt es für den Krebspatienten zu einer korrigierenden emotionalen Erfahrung im Vergleich zu seinen früheren Objektbeziehungen, und damit zu einer Ich-Stärkung und Förderung seiner autonomen Entwicklung.

h) Probehandeln in der Imagination. Durch die Regression im induzierten Tagtraum kann der Patient seine wirklichen (teils unbewußten) Ängste imaginieren. Durch die Abreaktion massiver affektiver Komplexe kann der Patient die Ängste in das rationale Bewußtsein integrieren. Das Ich wird durch das Probehandeln im Imaginieren gestärkt und wagt danach, sich der Realität, auch dem Tod, zu stellen (Landau 1980). Das Operieren am Symbol, das Probehandeln und die Entfaltung der Kreativität stellen die 3. Dimension des KB dar.

i) Die Imagination. Als primäre Leistung des Ich vermag nach der „These von der Expansion des Ichs" die Imagination das Ich zu stärken, sichtbar an der außerordentlichen Elastizität des Ichs und an der Multiplizität seiner Funktionen und parallel besetzten Handlungs- und Wahrnehmungskanäle, die teils voneinander abgegrenzt, teils in intersystemischer Kommunikation im Dienste des Tagtraumes stehen (Leuner 1982).

j) Arbeit mit Ressourcen. In der Trancearbeit verstärkt auf vorhandene Ressourcen und deren Nutzung und Ausweitung hinarbeiten, aber auch neue Ressourcen aufbauen. Hilfreich dabei ist die von Simonton neuerdings verwendete Zeichnung des Körperbildes mit den inneren und äußeren Ressourcen (Sokal 1991). Aber auch entsprechende Metaphern bieten sich hier an. Durch die Identifikationstechnik erhält der Patient ebenfalls Zugang zu seinen Ressourcen, wenn er sich in der Vorstellung mit einer realen oder phantasierten Person (Kinder z.B. mit einer Comic-Figur) identifiziert, die das gewünschte Erleben oder Verhalten für ihn realisiert.

2.3 Aggression

Bearbeitung und Befreiung der Aggressionshemmung. Ziel ist die konstruktive Aggression im Sinne gesunder Selbstbehauptung, Durchsetzungsfähigkeit und des Auf-den-anderen-zugehen-Könnens.

a) Direktes analytisches Bearbeiten der Aggression und der Abwehrmechanismen, z.B. in KB-Bildern. Durch direktes Einstellen von Aggressions-Motiven wie Löwe, gefährliches Tier, selbst ein gefährliches Tier sein, Vulkan, Höllenfahrt (mit Imagination des „Bösen") oder durch Aufgreifen und Konfrontation von selbst sich einstellenden Aggressionssymbole oder -prozesse. Das entsprechende Prinzip im KB ist also einerseits das Zulassen, andererseits das Füttern und Nähren als Erlernen des Umgangs mit dem Bösen, dem Bedrohlichen, der Aggression auf der Subjekt- und Objektebene, der Akzeptanz und der Assimilation des Bösen und der verdrängten, abgespaltenen, gehemmten, aggressiven Impulswelt. Das Ziel ist die „Verfügbarkeit über die eigene aggressive Durchsetzungsfähigkeit mit der Freiheit, diese Potenz gesteuert und folgerichtig, notfalls auch mit Gewalt, aber nach eigener freier Wahl, einzusetzen" (Leuner 1985). Aber vor allem auch in der Übertragung sowie in Erinnerungen, Assoziationen und in der Traumanalyse etc. ist die gehemmte Aggression zu bearbeiten. „Bei der Traumanalyse auf der Objektstufe wird das Augenmerk auf die in Frage stehende(n) Bezugsperson(en) gelenkt. Das evoziert Gedanken und Einfälle zur Kindheit und zu Szenen der Begegnung und der Frustration, die Angst, Wut oder Haß hervorrufen (können). Damit ist für ihn der „Veranlasser" seiner neurotischen Schwierigkeiten und Einengungen als ein Moment außerhalb seiner Person definiert. Diese Interpretation hat in der Tat das Ziel, unterdrückte aggressive und Haßimpulse freizusetzen und bewußt zu machen. „Die Ambivalenz gegenüber den Bezugspersonen fördert den Ablösungsprozeß zum Aufbau eines autonomen Ich." (Leuner 1985). Dies bringt aber die Gefahr der Schuldzuweisung mit sich, und erst die folgende Interpretation auf der Subjektebene lenkt die Aufmerksamkeit auf die Selbsteinsicht und darauf, sich selbst zu analysieren im Sinne der Selbstverantwortung des erwachsenen Ich.

b) Zulassen im therapeutischen Kontext. So kann der Patient erleben, daß Aggression erlaubt ist. Der typische Krebspatient ist zwischen Hoffnung und Verzweiflung hin- und hergerissen, die interpersonale Beziehung zeichnet sich daher durch Idealisierung versus Entwertung aus. So auch in der therapeutischen Beziehung, wo es oft zu massiven Aggressionen auf den Therapeuten kommt. Die Ambivalenz von Feindseligkeiten und Selbstverachtung (nach außen/fremd und innen/selbst gerichtete Aggressivität) wird psychotherapeutisch bearbeitet durch Aufnehmen, Spiegeln, Verständlichkeit. „In der Beziehung zum Tumorkranken wiederholen sich die zerstörerischen Beziehungsmuster, unter denen der Patient litt und leidet. Sich mit diesen mörderischen Energien zu konfrontieren, macht dem Betreuer Angst" (König 1990). Und diese Angst und ihre Folgen müssen stetig reflektiert und ausgehalten werden. „Im Laufe des therapeutischen Prozesses werden die ursprünglichen äußeren Konfliktmuster zwischen Kind und Beziehungsperson, die nach ihrer Internalisierung in psychische Repräsentanz umgewandelt waren, durch Externalisierung wieder in soziale Konflikte zurückverwandelt und in der Beziehung zum Therapeuten inszeniert... Da die ursprünglich traumatisierende Beziehung für das hilfsbedürftige schwache Selbst des Kindes eine enorme Bedrohung darstellt, muß in jeder psychoanalytisch orientierten Psychotherapie eines grundgestörten Kranken mit erheblichen Widerständen gegenüber einer Reaktivierung dieser enorm bedrohlichen Affekte gerechnet werden. Ohne Wiederinszenierung der ursprünglich pathogenen Konflikte im aktuellen Behandlungsfeld wäre eine nachträgliche bessere Lösung des die nackte Existenz bedrohenden infantilen Konfliktes nicht möglich. Gelingt dies also nach Überwindung der Widerstände, dann wird die ursprüngliche Basisstörung zwischen Selbst-, Objekt- und Körperrepräsentanz unmittelbar der Analyse zugänglich. Die Aufgabe des Therapeuten ist es, sowohl die Rolle der traumatisierenden Objekte, als auch des traumatisierenden Subjektes partiell zu übernehmen. Der Therapeut darf keine Angst vor archaischen Affekten mit mörderischer Destruktivität, verschlingender Gier oder tödlicher Verachtung haben." (Bartl 1984)

c) Metaphern. Z. B. in Märchen, wo in verschiedenen Möglichkeiten der Umgang mit der Aggression, dem Bösen, dem Störenden, dem Unheil, der Angst und dem Haß gezeigt wird. So kann die Aggression und die Angst davor respektiert und angenommen werden.

Zusammenfassung

In dieser Arbeit zeige ich zuerst die Wichtigkeit von Trance und Imagination in den verschiedenen Therapieansätzen. Mit dem Ziel, die Überlebenszeit zu heben, aber auch die Lebensqualität zu verbessern, mit Reduktion von Schmerz, Angst oder Nebenwirkungen medizinischer Behandlungen, mit Verbesserung von Akzeptanz, Beziehungsfähigkeit und Kooperation, mit der Möglichkeit zu Klärung und Korrektur. Weiters stelle ich als Ergänzung zu den bisherigen psychotherapeutischen Krebsbehandlungskonzepten meinen Ansatz vor, den ich in meiner psychotherapeutischen Arbeit mit einigen Krebskranken entwickelt und nach theoretischen Überlegungen, Literaturstudium und Diskussion mit Kollegen in dieser Form ausgearbeitet habe. Dies ist also keine kontrollierte Studie mit statistisch abgesicherten Daten, sondern die Zusammenstellung meiner Erfahrung in der Behandlung von Immunerkrankungen und im speziellen von Krebs. Diese Ergänzung betrifft die Umsetzung pathophysiologischer Mechanismen in psychotherapeutische Schritte. Es handelt sich hiebei 1) ursächlich um den Verlust (Pathophysiologie) und 2) therapeutisch um die Besserung/Wiederherstellung (Therapieziel) der Fähigkeit von Erkennen und Vernichten von entarteten Zellen/Gewebe. Aufgrund meiner Ausbildung und der Wichtigkeit von Imagination und Trancearbeit, verwende ich dabei Hypnose (Hypnotherapie nach Milton H. Erickson) und Autogenes Training (Grundstufe nach I. H. Schulz), und als psychoanalytisches Verfahren das Katathyme Bilderleben (Hanscarl Leuner). In Summe also Behandlung und Begleitung Krebskranker als psychosomatische Haltung mit der Sichtweise der psycho-somato-sozialen Individualität des Patienten, und mit der gerade in der Onkologie oft extremen Herausforderung an den Behandler und an dessen Stärke und Ängste, sowie Konfrontation mit dessen eigenem Leid und Tod. Viele Teile der vorgestellten Konzepte, sowie die Ergänzungsvorschläge sind also verwendbar in einer Hypnosetherapie, z. B. im Lenk-Schema, oder aber in der Arbeit mit dem KB, das in diesem Fall neben der ursprünglich analytischen Basis nun auch eine Ressourcen-, Zukunfts- und Prozeßorientierung bekommt (Leuner 1991). Das KB und die Hypnotherapie sind u. a. auch deswegen für Krebstherapien so gut geeignet, weil sie relativ schnell „greifen", und auch als Kurztherapie eingesetzt werden können. In diesen beiden Therapieverfahren ist auch gut das Gleichgewicht von „mütterlicher Liebestherapie" und „paternistischer Einsichtstherapie" (Cremerius 1992) zu verwirklichen. Dies ermöglicht Begleitung, aber auch Nachreifen und Auffüllen früher Defizite ebenso, wie analytisches Aufarbeiten und die Verbesserung von Differenzierungsfähigkeit und von Umgang mit Aggression. Es darf aber keine Krebstherapie, bewußt oder unbewußt, Heilung als Ziel postulieren, wenn diese auch, wie in meiner Erfahrung, möglich ist.

Literatur

Balint M (1970) Therapeutische Aspekte der Regression. Die Theorie der Grundstörung. Klett, Stuttgart

Bartl G (1983) Der Umgang mit der Grundstörung in der Allgemeinpraxis. Ärztl Praxis Psychother 3: 3–21

Bartl G (1984) Der Umgang mit der Grundstörung im Katathymen Bilderleben. In: Roth J W (Hrsg) Konkrete Phantasie. Huber, Bern

Bartl G (1989) Strukturbildung im therapeutischen Prozeß. In: Bartl G, Pesendorfer F (Hrsg) Strukturbildung im therapeutischen Prozeß. Literas, Wien

Bartl G (1990) Überlegungen und Anregungen zu aktiveren Vorgehensweisen in der KB-Behandlung psychosomatischer Patienten. In: Wilke E, Leuner H C (Hrsg) Das Katathyme Bilderleben in der Psychosomatischen Medizin. Huber, Bern

Becker H (1986) Psychoonkologie. Krebserkrankungen aus psychosomatisch-psychoanalytischer Sicht unter besonderer Berücksichtigung des Mammakarzinoms. Springer, Berlin Heidelberg New York Tokyo

Bilek HP (1990) Trennung – Trauer – Trost (aus der Sicht der Psychoneuroimmunologie). In: König W (Hrsg) Beiträge zur Psychoonkologie, Bd 5. Facultas, Wien (Professionelle Hilfe für Krebspatienten und deren Betreuer)

Bilek HP (1990) Psychosomatik in der Onkologie. Öst Ärztezeitung 45/12/14: 40-49

Bongratz W (1990) Hypnose und immunologische Funktionen. In: Revenstorf D (Hrsg) Klinische Hypnose. Springer, Berlin Heidelberg New York Tokyo

Cremerius G (1992) „Liebe" in der Psychotherapie. Praxis der Psychotherapie und Psychosomatik 37: 92-100

Dumke K (1983) Menschenbild und Tomorentstehung. Weleda Korrespondenzblätter für Ärzte Nr. 107. Weleda AG, Arlesheim Schwäbisch Gmünd

Egger T (1991) persönliche Mitteilung

Erikson MH (1959) Hypnosis in painfull terminal illness. Am J Clin Hypn 1:117-121

Erikson EH (1987) Kindheit und Gesellschaft. Klett-Cotta, Stuttgart

Franzke F (1991) Zuviel des Guten, zu wenig des Nötigen? Die Balance von Ich-Störungen und Ich-Stützung in der Psychotherapie. Huber, Bern

Freud S (1923) „Das Ich und das Es". Ges. Werke, Bd 13. Fischer, Frankfurt

Hartmann MS (1985) Gestaltungsarbeit in der Psychotherapie krebskranker Patienten. Beschäftigungstherapie und Rehabilitation 3: 62–65

Hartmann MS (1991) Praktische Psycho-Onkologie. Therapiekonzepte und Anleitungen für Patienten zur psychosozialen Selbsthilfe bei Krebserkrankungen. Pfeiffer, München (Leben lernen 73)

Heine (1991) Abwehrvorgänge im Grundsystem. In: Der Mensch und sein Abwehrsystem. („Der Praktische Arzt", Heft 642 A)

Hildgard H (1977) The devided consciousness. Wiley, New York

Kahleyss M (1988) Psychonanalytische Gesichtspunkte der Krebserkrankung. Körperbild und Grundstörung. Praxis der Psychotherapie und Psychosomatik

Katz JL, et al (1979) Psychoendocrine aspects of cancer in the breast. Psychosom Med 32

Kernberg OF (1975) Borderlinestörungen und pathologischer Narzißmus. Suhrkamp, Frankfurt

König E (1990) Das Böse und die bösartige Krankheit. In: Beiträge zur Psychoonkologie. facultas, Wien

Kohut H (1971) Narzißmus. Suhrkamp, Frankfurt

Kossak H-C (1989) Hypnose. Ein Lehrbuch. Psychologie Verlags Union, München

Krapf G (1986) Inspektion des Köperinneren. Ärztl Prax Psychother 8 (3): 3-7

Krapf G (1988) Wesen und Wirkung der Oberstufe im Autogenen Training. Ärztl Prax Psychother 5-6: 17–35

Kris E (1952) Psychoanalytik explorations in art. International Universitiespress, New York

Kutter P (1981) Der Basiskonflikt der Psychosomatose und seine therapeutischen Implikationen. Jahrb Psychoanalyse 13: 93-114

Kutter P (1989) Basiskonflikt und Körperselbst in der Einzel- und Gruppen-Analyse. In: Bartl G, Pesendorfer F (Hrsg) Strukturbildung im therapeutischen Prozeß. Literas, Wien

Kutter P (1990) Angst, Depression und Erschöpfung aus psychoanalytischer Sicht. In: Beiträge zur Psychoonkologie. facultas, Wien

Kutter P (1990) Die leibliche Dimension in der Tiefenpsychologie. In: Gerber G, Sedlak F (Hrsg) Autogenes Training - mehr als Entspannung. E Reinhardt, München

Ladenbauer W (1991) Imaginative und hypnotische Techniken im ganzheitlichen Krebstherapiekonzept. Workshop bei der Gemeinsamen Jahrestagung deutschsprachiger Hypnotherapeuten, 1.-3.11.1991, Mozarteum Salzburg: „Meine Seele hört im Sehen." (gemeinsam mit Martin M)

Ladenbauer W (1992) Imagination und Hypnose bei Krebs. Imagination 1-2: 36–68

Landau E (1980) Sterbehilfe mit dem KB. In: Leuner (1980) Katathymes Bilderleben. Huber, Bern

Langer M (1990) Somatopsychische Gynäkologie. Springer, Wien New York

Lenk W (1985) Vorschläge zur Veränderung des Simonton Prozesses. In: Peter B (Hrsg) Hypnose und Hypnotherapie nach Milton E Erikson. Pfeiffer, München

Lenk W (1988) Psychotherapeutische Arbeit mit „Teilen". Skriptum des Milton Erikson Institutes Berlin

Lenk W (1990) Hypnotherapie bei Krebserkrankungen. In: Revensdorf D (Hrsg) Klinische Hypnose. Springer, Berlin Heidelberg New York Tokyo

Leshan L (1982) Psychotherapie gegen den Krebs (You can fight for your life, 1977). Klett-Cotta, Stuttgart

Leuner H (1982) Das Katathyme Bilderleben im Lichte der Ich-Psychologie. In: Leuner H, Lang O (Hrsg) Psychotherapie mit dem Tagtraum, Ergebnisse II. Huber, Bern

Leuner H (1985) Lehrbuch des Katathymen Bilderlebens. Huber, Bern

Leuner H, et al (1986) Gruppenimagination. Huber, Bern

Leuner H (1991) Interaktionelle Aspekte des Katathymen Bilderlebens im Lichte einer progressiv orientierten Psychotherapie. Vortrag, 25.11.1991, Wien (ÖGATAP)

Linemayr G (1989) Umgang mit Krebspatienten aus der Sicht des Arztes. Symposion „Krebserkrankung und Psyche", 2.12.1978, Wien

Mahler MS, Pine F, Bergmann A (1975) Die psychische Geburt des Menschen. Fischer, Frankfurt

Martin M (1991) Imaginative und hypnotische Techniken im ganzheitlichen Krebstherapiekonzept. Workshop bei der Gemeinsamen Jahrestagung der deutschsprachigen Hypnotherapeuten, 1.-3.11.1991, Mozarteum Salzburg: „Meine Seele hört im Sehen". (gemeinsam mit Ladenbauer W)

Martin RA, Dobbin Jb (1988) Sense of humor, hassless and immunglobuline A: evidence for a stress-moderating affect of humor. Ing J Psychiat Med 18: 93-105

Meares A (1984) Eine Form intensiver, mit dem Rückgang von Krebs verbundener Medidation. Hypnose und Kognition (Einführungsheft 1984, M.E.G.)

Moreno J (1959) Gruppenpsychotherapie und Psychodrama. G Thieme, Stuttgart

Moser T (1991) Der Körper in der Psychotherapie und die Angst vor der Sexualisierung. Prax Psychother Psychosom 36: 283-298

Mrochen S (1991) Diskussionsbeitrag bei der Podiumsdiskussion „Hypnotherapie bei Krebs- und Aidspatienten". Gemeinsame Jahrestagung der deutschsprachigen Hypnotherapeuten, 1. - 3.11.1991, Mozarteum Salzburg

Newton BW (1984) Hypnose in der Behandlung von Krebspatienten. Hypnose und Kognition (Einführungsheft Oktober 84)

Peter B (1986) Hypnotherapeutische Schmerzkontrolle. Ein Überblick. Hypnose und Kognition 4 (1): 27-41

Peter B, Gerl W (1984) Hypnotherapie in der psychologischen Krebsbehandlung. Hypnose und Kognition (Einführungsheft Oktober 84)

Pieringer W (1988) Eine anthropologische Krankheitsordnung. Ärztl Prax Psychother 5-6: 37–42

Pieringer W (1990) Philosophisch-anthropologische Grundlagen des Autogenen Trainings. In: Gerber G, Sedlak F (Hrsg) Autogenes Training - mehr als Entspannung. Reinhardt, München

Pieringer W, Dennig K (1990) Selbstschutzmechanismen des Menschen (Eine psychosomatische Reflexion). In: Der Mensch und sein Abwehrsystem. Der praktische Arzt 642 A: 11–30 (Öst Z Allgemeinmed)

Redd, Rosenberger, Hendler (1983) Controlling chemotherapy side effects. Am J Clin Hyp 2 (3): 16-172

Revenstorf A (1988) Hypnose: Grundlagen und klinische Anwendungen bei Schmerz. In: Miltner, Larbig, Brenelmann (Hrsg) Therapieforschung für die Praxis. Potter, München

Revenstorf D (Hrsg) (1990) Klinische Hypnose. Springer, Berlin Heidelberg New York Tokyo

Roßmanith S (1990) Autogenes Training in Ausbildung, Vermittlung, Supervision. In: Gerber G, Sedlak F (Hrsg) AT mehr als Entspannung. Reinhardt, München

Sandler C, et al (1990) Sportmedizin 41: 156-160

Simonton C (1980) Getting well again. Bantam Books, Toronto New York

Simonton C (1991) Psychoimmunologie, the mind, councelling and cancer. Hypnos, Swed J Hypnosis Psychother Psychosom Med XVIII (4): 177–181

Simonton C, Matthews-Simonton S, Creighton JL (1982) Wieder gesund werden. Rowohlt, Reinbek bei Hamburg

Sokal I (1'990) Bilder der Begegnung (Integratives Malen zur Konfliktbewältigung bei Krebs). In: Beiträge zur Psychoonkologie. facultas, Wien

Sokal I (1991) persönliche Mitteilung

Spiegel D, Bloom J, Kraemer H, Gottheil E (1989) Effect of psychosocial treatment on survival of patients with metastatic breast cancer. Lancet 334: 888–891

Spiegel D (1991) A psychosocial intervention and survivaltime of patients with metastatic breast cancer. Advances. J Mind-Body Health 7 (3): 15–19

Thomas CB, et al (1979) Family attitudes reported in youth as potential predictors of cancer. Psychosom Med 41: 243–249
Wesiack W (1990) AT aus der Sicht des Situationskreiskonzeptes nach Th.v. Uexküll. In: Gerber G, Sedlak F (Hrsg) AT mehr als Entspannung. E Reinhardt, München
Zeig J (1990) Accessing ressources: Ericksonian hypnotherapy with individuals and couples. Seminar, Mai 1990, Wien

Krankenpflege in Spannungsfeldern

M. Harrer

Als ich gebeten wurde, hier eine Einführung in die „Psychosoziale Onkologie" zu geben, habe ich darüber nachgedacht, was mir in diesem Bereich besonders wichtig erscheint. Eines war mir klar: ich wollte nicht nur über Tumorpatienten sprechen, und wie diese besser betreut werden könnten, sondern ich möchte in diesem Referat die Seite des Pflegepersonals aufgreifen, und auf dessen Probleme, Möglichkeiten und Grenzen eingehen. „Schwestern an der Grenze" hieß mein erster Arbeitstitel. Doch welche Grenzen sind es, an die Sie dauernd stoßen? Vielleicht liegt hier eine Besonderheit der Onkologie, daß wir besonders häufig mit Grenzen konfrontiert werden.

Ist es die allgegenwärtige Grenze des Todes? Sind es die Grenzen der Machbarkeit und der Heilungsmöglichkeiten der modernen Medizin? Sind es die Grenzen der Belastbarkeit der Patienten durch extrem aggressive und eingreifende Therapien? Ist es die Grenze der Belastbarkeit der Betreuer? Oder sind es die institutionellen Grenzen, die Grenzen der räumlichen, zeitlichen und atmosphärischen Arbeitsbedingungen, wenn kein eigener Raum für ein ruhiges, ungestörtes Gespräch der Betreuer oder der Angehörigen mit dem Patienten oder zum menschenwürdigen Sterben zur Verfügung steht? Wenn keine Zeit bleibt, auf die wohl wahrgenommenen kommunikativen Bedürfnisse der Patienten einzugehen, weil andere, „dringendere" Aufgaben warten. Wenn sich die Krankenschwester, vielleicht in ihrer Freizeit, auf diese Bedürfnisse einläßt, dann aber mit dem, was sich entwickelt, überfordert ist, sie keinen Rückhalt in ihrem Team hat, und vielleicht auch zu Hause die Last nicht teilen kann oder will.

Ich glaube, daß eine Krankenschwester und so lautet der endgültige Titel meines Referats in vielen Spannungsfeldern leben und arbeiten muß, in denen sie von gegensätzlichen, oft unvereinbaren Anforderungen und Erwartungen manchmal fast zerrissen wird. Diese Felder sind sicherlich nicht onkologie-spezifisch, treten aber hier in besonderer Deutlichkeit zutage. Wo liegen nun diese Spannungsfelder und welche sind mögliche Wege, in ihnen nicht zerrissen oder aufgerieben zu werden? Aus der Sicht eines Psychotherapeuten sind mir 11 solcher Felder in den Sinn gekommen, auf einige von ihnen möchte ich eingehen:

Die Spannungsfelder, in denen sich Krankenpflege bewegt, liegen:

1. zwischen dem Anspruch und dem, was verwirklichbar ist,
2. zwischen den Zielen der Institution Krankenhaus und den humanitären, ethischen und moralischen Zielen im Umgang mit dem einzelnen Patienten (aber auch Mitarbeiter),
3. zwischen Nähe und Distanz in der Betreuung der Patienten,
4. zwischen Ohnmacht und Allmacht der Medizin aber auch einem selbst,
5. zwischen Arzt und Patient,
6. zwischen unterschiedlichen Rollen: Schwester, Putzfrau, Sekretärin, EDV-Spezialistin,
7. zwischen partnerschaftlicher Kooperation und Rivalität bzw. Hierarchie im Team,
8. zwischen Recht und Handlungsbedarf,
9. zwischen Beruf und eigenem Leben oder eigener Familie,
10. zwischen Leben und Tod,
11. zwischen Menschlichkeit und Professionalität.

Ich möchte beim letzten Spannungsfeld, dem zwischen Professionalität und Menschlichkeit, beginnen, da es mir für eine dringend notwendige Weichenstellung und die Zukunft des Krankenpflegeberufs überhaupt grundlegend erscheint.

Claudia Bischoff setzt sich in ihrem Buch „Frauen in der Krankenpflege" mit dem Bild der Krankenschwester auseinander und zitiert die Ihnen allseits bekannte Schweizer Lehrschwester Frau Juchli. Jene definiert Krankenpflege folgendermaßen: „Pflege ist therapeutischer Dienst am Menschen, in der Sorge um das Wachsen und das Werden, entsprechend seiner Bedürftigkeit und Befindlichkeit auf allen Ebenen, an denen der Mensch teilhat". Sie schreibt weiter: „Pflege ist eine Aufgabe, die mehr mit dem Herzen als mit dem Verstand wahrgenommen wird. Sie setzt mehr Einfühlung und Liebe als Wissen und Können voraus – auch Mut!... ich pflege nicht in erster Linie durch mein Tun, sondern durch mein eigenes personales Sein. ... Die Schwester soll zu jedem einzelnen Patienten eine ihm angepaßte, enge, persönliche Beziehung aufnehmen und in je angepaßter Weise auf ihn reagieren. Diese Bindung muß von ernsthafter und tragender Qualität sein und auf echter Zuwendung, Einfühlung und Liebe beruhen. Um dies herbeizuführen muß die Schwester jeden Patienten bedingungslos und ohne Einschränkungen annehmen, ihm spontan und bedingungslos entgegenkommen. Auf keinen Fall darf sie sich von ihm distanzieren, sondern soll mit ihm sozusagen verschmelzen, um seine verborgenen Bedürfnisse herauszubekommen. Ihre Aufgabe ist es, wiedergutzumachen, was der Patient in der Welt erlitten hat."

Diesem Denken liegt teilweise das Konzept der sogenannten „patientenorientierten oder individuellen oder ganzheitlichen oder menschengerechten" Pflege zugrunde. Im Mittelpunkt steht dabei der einzelne Patient mit seinen physischen und psychischen Bedürfnissen, die unter Einbeziehung seiner sozialen Umwelt und seiner vorhandenen Ressourcen umfassend befriedigt werden sollen. Er soll „gleichberechtigter Partner" sein, und damit auch aktiv in die Pflege miteinbezogen werden.

Der theoretische Hintergrund dieses Modells ist mir sehr vertraut, ist er doch auch vom Menschenbild der humanistischen Psychologie geprägt und entspricht der Sehensweise des „Psycho-somatischen" oder besser des „sozio-psycho-somatischen" Denkens. In der Psychotherapie ist dieses Modell Basis vieler Schulen. Schon Paracelsus erklärte: „Die höchste Arznei ist die Liebe" und Michael Balint spricht von der „Droge Arzt". Rogers nennt als die drei wichtigsten Therpeutenvariablen „Empathie", also Einfühlung, zweitens Wertschätzung und Akzeptanz des Klienten und drittens die Echtheit. Es gibt also viele grundsätzliche Parallelen zwischen Psychotherapie und der Krankenpflege in der Definition, wie Juchli sie sieht. So möchte ich im folgenden die beiden Professionen gegenüberstellen und diskutieren, welche Folgerungen daraus für die Krankenpflege zu ziehen sein könnten.

Ein ganz wesentlicher Unterschied liegt darin, daß die Arbeit des Psychotherapeuten in einem ganz anderen Gesamtzusammenhang, unter völlig anderen Rahmenbedingungen geschieht als die Krankenpflege. Die große Beachtung der Rahmenbedingungen in der psycho-therapeutischen Arbeit dient einem Ziel, das in der Krankenpflege vernachlässigt wird, nämlich dem Schutz der Therapeuten, der Helfenden?

Um die Unterschiede weiter herauszuarbeiten, hier die Definition von Strotzka (1978): „Psychotherapie ist ein bewußter und geplanter interaktioneller Prozeß zur Beeinflussung von Verhaltensstörungen und Leidenszuständen mittels lehrbarer, auf einer Theorie des normalen und pathologischen Verhaltens begründeter kommunikativer Techniker. Er richtet sich auf ein nach Möglichkeit von Therapeut und Patient gemeinsam erarbeitetes Ziel. In der Regel bedarf es dazu einer tragfähigen emotionalen therapeutischen Beziehung".

In dieser Definition sind einige wesentliche Punkte enthalten: Gemeinsam ist der interaktionelle Prozeß der abläuft. In der Psychotherapie soll er bewußt und geplant sein. Hat die Krankenschwester überhaupt die Möglichkeit, bewußt zu planen und zu reflektieren, was ihr Verhalten und Gespräche beim Patienten erreichen sollen und dann auch bewirken? Hat sie die in der Definition geforderten kommunikativen Techniken gelernt, kann sie ihr Tun in eine entsprechende Theorie einordnen? Sicherlich macht sie sehr oft mit der von Juchli geforderten Intuition das Richtige. Was aber, wenn die Intuition versagt oder die eigenen blinden Flecke zu groß sind?

Ein großer Unterschied liegt in der Ausbildung. Psychotherapeuten werden jetzt nach dem Psychotherapiegesetz strengen Ausbildungsrichtlinien unterworfen. Die Ausbildung ruht traditionsgemäß auf drei Säulen: Theorie, Selbsterfahrung und praktische Ausbildung unter Supervision. Weiters werden als Voraussetzung zur selbständigen Ausübung von Psychotherapie die Ausbildung in gewissen, sog. Quellenberufen und die Vollendung des 28. Lebensjahrs gefordert. In Untersuchung über Belastungen des Pflegepersonals hat sich junges Alter als Risikofaktor für Überlastungen herausgestellt. Auch höheres Alter und größere Lebenserfahrung können als Schutz gesehen werden.

Die umfangreichen Ausbildungen dienen natürlich einer guten Versorgung der Klienten bzw. Patienten. Doch mir wurde im laufe meiner Ausbildung immer klarer, wie wichtig der große Aufwand auch zu meinem eigenen Schutz, zu meinem Überleben in dieser Arbeit ist. Nehmen wir zunächst einmal Theorie und Technik: Je weniger ich weiß, was ich tue, umso größer ist auch meine Angst, irgendetwas zu tun oder auszulösen, was mich dann überfordert, wo ich nicht mehr weiter weiß. Helfen nicht auch klare technische Regeln dem Therapeuten gerade in schwierigen Situationen, in denen die Intuition versagt oder irreleiten könnte. Wählen wir das Bild von Therapie, in dem der Therapeut mit einer Laterne ausgerüstet gemeinsam mit dem Klienten den Weg durch einen dunklen Wald sucht. Was hilft dem Klienten ein Therapeut, der ebenso ratlos und ohne Laterne neben ihm steht? Wenn in schwierigen Therapiesituationen auch der Schein der Laterne sehr schwach wird, bleibt doch die

Theorie als innere Landkarte im Kopf des Therapeuten. Er weiß wenigstens, wo Gefahren lauern, und in welcher Richtung der Weg auch im Dunkeln sicherer zu gehen ist.

Auch Supervision hilft nicht nur dem Patienten, indem blinde Flecken des Therapeuten oder „falsche" Therapieschritte und Fehlwahrnehmungen korrigiert werden könnten: Sie sind auch ein großer Rückhalt für den Therapeuten und bietet eine Möglichkeit der Entlastung.

Selbsterfahrung wird definiert als Kennenlernen und Reflexion der eigenen Geschichte, der eigenen Erfahrungen, Verhaltens- und Denkmuster. Im Bereich der Therapie ist es dabei sicherlich vor allem wichtig, sich eigener Ängste bewußt zu werden, die Einstellung zu Leid und Leiden, zu Grenzfragen des Lebens, Sterben und Tod zu reflektieren. Wichtig ist es, auch blinde Flecke und Wahrnehmungsverzerrungen zu erkennen, also gleichsam die Optik und die Unreinheiten der Brillengläser, durch die ich die Welt sehe, zu betrachten. Nur so kann es gelingen, zu verstehen, daß Lösungsmöglichkeiten, die sich für uns bewährt haben, für jemanden anderen unbrauchbar oder sogar schädlich sein können. Und ob wir überhaupt die Probleme des Patienten wahrnehmen oder ob es die eigenen sind, die wir an ihm als Projektionsschirm erkennen. Um das zu unterscheiden, finde ich einen Ausspruch von Elisabeth Kübler-Ross hilfreich: „Was uns länger als 15 Sekunden ärgert oder stark berührt, hat vor allem mit uns selbst zu tun und nicht mit dem, der es in uns auslöst". Sie sagt weiter: „Jeder weint nur seine eigenen Tränen".

Bei diesen Ausführungen geht es mir nicht darum, Lust zu machen, den Weg der Ausbildung eines Psychotherapeuten zu geben, sondern darum, klarzumachen, daß es zu einer heillosen Überforderung jedes nicht Ausgebildeten führen muß, sich als „Mini-Psychotherapeut" zu betätigen. Mit diesem Ausdruck möchte ich ironisch das bezeichnen, was Juchli von den Krankenschwestern fordert. Menschlichkeit, Liebe, Intuition und Einsatz der ganzen Person allein genügen also nicht einmal, sondern führen früher oder später beim schutzlosen Helfer zu einem burn-out-Syndrom. Ausbildung und Professionalität sind unabdingbare Voraussetzungen zur Erfüllung jener Ziele Juchlis, die kritischer Reflexion standhalten und die nicht unweigerlich zu Überforderung führen. Und damit sind wir wieder beim Spannungsfeld Professionalität versus Menschlichkeit.

Mir ist dabei noch ein weiterer Aspekt der Übernahme der „menschlichen" Betreuung durch die Krankenschwester wichtig: Wir erleben eine

Entwicklung der Medizin, in der Technik und Geräte eine immer größere Rolle spielen, in der die immer mehr spezialisierten Ärzte zu Medizintechnikern, Patientenverwaltern und „Formularausfüllern" werden und die persönliche Beziehung und die direkte Betreuung durch den Arzt immer weniger Platz hat und in der ganzheitliche, psychosomatische Betreuung leider Einzelfall bleiben.

Ganz im Gegensatz dazu versucht die Krankenpflege, eine patientenorientierte Pflege einzuführen. Sie übernimmt damit einen Teil, der enorm wichtig ist, bei dem sie aber im Alleingang durch die Widerstände im sonstigen System scheitern muß. Und was vielleicht noch schwerwiegender ist, daß gerade durch den Versuch, die großen Defizite auf menschlicher Ebene auszugleichen, das System eben noch funktionieren kann, stabilisiert wird, und der restliche Teil sich weiter um die Pflicht der Übernahme eines menschlichen Modells drücken kann.

Mir ist diese Tatsache in einer Diskussion im Rahmen des letzten Stationsschwesternkurses besonders klar geworden. Wir haben aus der Sicht der Patienten darüber diskutiert, ob z.B. Gespräche mit dem Patienten über Diagnose Sachinformationen dann von Schwestern geführt werden sollen bzw. Sachinformationen dann gegeben werden sollen und darf, wenn Ärzte dies (aus nicht patientenbezogenen Gründen) nicht tun. Vorausgesetzt, die Schwester wäre fachlich und psychosozial kompetent, so wäre es für den einzelnen Patienten vielleicht kurzfristig keine schlechte Lösung, mit der Schwester des Vertrauens alles besprechen zu können, wenn der Arzt für Auskünfte nicht zur Verfügung steht. Das System würde damit aber zementiert. Für die Therapieverwaltung und die Medizintechnik ist der Arzt zuständig, für die menschliche Betreuung die Schwester. Ist dies ein erstrebenswerter Zustand? Wollen das die Krankenschwestern und -pfleger? Wollen das die Ärzte wirklich?

Es wird allerdings in einem weiteren Spannungsfeld mancher Schwester schwerfallen, ihre Allmacht aufzugeben, ihre Allmacht als einzige Vertreterin der Menschlichkeit im Krankenhaus in seiner ganzen Unpersönlichkeit und Unmenschlichkeit. Ihre Ohnmacht einzugestehen und dafür zu kämpfen, daß die patientenorientierten Aufgaben auch von den Medizinern übernommen werden. Claudia Bischoff schreibt in ihrem Buch zum Problem Allmacht, daß die Schwester, in dem Bild, wie es Juchli prägt, Ähnlichkeiten mit einer guten Fee, einer weisen Frau, der guten Hexe oder gar einer Göttin hat. Bischoff scheint die Gleichzeitigkeit von totaler Selbstaufgabe und totaler Selbstüberschätzung nicht zufällig. Sie fragt sich, wieviel positives Selbstwertgefühl und Gratifikation die Schwester aus dieser heimlichen Vorstellung der „selbstlosen, dienenden, absichtslosen" Schwester ziehen kann. Dies ist dann allerdings Berufung, hat mit Professionalität nichts mehr zu tun. Eine patientenorientierte Pflege mit einer partnerschaftlichen Schwester-Patient-Beziehung ist dann natürlich auch nicht mehr möglich. Denn in ihrer Unterwerfung fühlt sich die Schwester in Wahrheit dem Patienten überlegen, da er ja von ihr abhängig ist.

Dieses Bild der Krankenschwester ist auch aus der geschichtlichen Entwicklung zu verstehen: Lange Zeit wurden Pflegeaufgaben von Ordensfrauen übernommen, die ihr gesamtes Leben in den Dienst der Pflege ihrer Mitmenschen stellten. Sie lebten in ihren Ordensspitälern, hatten keine anderen Aufgaben und Ziele als eben ihren Beruf, den sie ja als ihre Berufung und ihren gesamten Lebenssinn ansahen. Gerade ältere Schwestern, die noch von den Ordensschwestern auch hier in Innsbruck ausgebildet wurden, erzählen, daß die Einstellung zum Beruf früher ganz anders war. Zitat: „Denen ist nicht gleich alles zu viel geworden, die haben nicht vor allem daran gedacht, pünktlich von der Station wegzukommen. ... Da ist es auch mit dem Sterben noch etwas ganz anderes gewesen. Die haben mit dem Patienten gebetet, wenn er im Sterben gelegen ist, haben nach seinem Tod alles schön hergerichtet und sind dann auch noch betend mit den Angehörigen bei den Toten gesessen. ... Die haben noch gewußt, was sie tun können und sollen, das weiß heute fast niemand mehr. Alle, gerade die Jungen sind da meist ganz ratlos. Da fehlt irgendwas." Es hat sich sicherlich viel verändert, so auch der weltanschauliche Hintergrund, der gerade in diesen Grenzfragen Stütze und Sicherheit geben konnte.

In diesem Kontext verschärft sich auch ein weiteres Spannungsfeld: Es verträgt sich zwar wahrscheinlich so mancher Beruf mit einem Leben, das auch andere Spannungspunkte hat, oder mit dem Leben mit einer Familie, aber nicht eine Berufung, in der die Berufene völlig aufgeht. Auch hier ist Professionalisierung der Lösungsweg. Sicherlich wären auch praktisches Entgegenkommen der Arbeitgeber wie eine größere Zahl an Halbtagsstellen oder Job-Sharing wichtig. Sinnvoll erscheinen mir auch die Wiedereinstiegskurse, in denen Schwestern nach einer längeren z.B. familienbedingten Berufspause motiviert und in die Lage versetzt werden, mit neuem Wissen und neuer Sicherheit, angepaßt an die aktuelle Lebensphase die Berufstätigkeit wiederaufzunehmen, oder auch eine gleichberechtigte, flexiblere Rollenaufteilung in Partnerschaften.

Zu fordern ist also Professionalisierung; reine Menschlichkeit ist zu wenig und führt unreflektiert zum burn-out. Professionalisierung heißt Umdefinition des Berufsbildes vom humanitären Dienst am Nächsten zu einem lehr- und lernbaren Beruf mit klar definierten Grenzen der Zuständigkeit und der Aufgaben. Professionalisierung heißt auch, Verbesserung der Ausbildung auch mit Verbesserung der psychosozialen Kompetenz, mit Aufwertung des Selbstverständnisses der Schwestern als gleichberechtigte Partner der Ärzte. Erst dann kann sich Zusammenarbeit wirklich zum Wohl des Patienten gestalten.

Nun zum nächsten Spannungsfeld: Schwester und Patient stehen einander nicht allein und schon gar nicht losgelöst von ihrer sozialen Umwelt gegenüber. Sie bewegen sich in der Institution Krankenhaus. Auch dies hat massive Auswirkungen auf die Beziehung zum Patienten. Es sind nicht nur die oben erwähnten Rahmenbedingungen wie räumliche und arbeitszeitliche Voraussetzungen, sondern auch Zielsetzungen, die ausgesprochen und vor allem unausgesprochen die Verhältnisse prägen. Alles wäre einfach, wenn sich das Krankenhaus nur „am Wohle des einzelnen Patienten" orientieren könnte und würde. Das Krankenhaus dient aber zumindest zwei Zwecken, die Uniklinik noch weiteren: Vom Selbstverständnis her und von der Präsentation nach außen ist es vor allem eine humane Institution zum Zwecke der uneigennützigen Krankenversorgung. Andererseits ist es ein Wirtschaftsbetrieb, der die Arbeitskraft der Patienten wiederherstellen soll und selbst wirtschaftlichen Organisationsprinzipien unterliegt. Gefragt sind dabei Effektivität, Ratonalität, Sparen und störungsfreier Ablauf.

Die humanen und die ökonomischen Zielsetzungen des Krankenhauses stimmen nicht notwendigerweise überein, sondern stehen häufig zueinander im Widerspruch. Diesen Widerspruch hilft die Krankenpflege zu überbrücken. Sie hat eine Doppelfunktion zu erfüllen. Zum einen repräsentiert sie den humanen Charakter der Institution und symbolisiert ihn nach außen. Hierbei unterstützend wirkt natürlich die früher dargestellte Berufsideologie der Pflege als uneigennütziger, menschlicher und persönlicher Hilfeleistung. Dies entspricht dem individualisierenden Prinzip der Einzel- oder Gruppenpflege. Zum anderen aber ist die Krankenpflege den Prinzipien der Organisation unterworfen und hat nach innen für einen reibungslosen Arbeitsablauf zu sorgen. Bischoff formuliert, „sie hat die Aufgabe der Anpassung und Verfügbarmachung des Patienten für die Zwecke der Institution und der Medizin. Nach innen wird daher Funktionspflege praktiziert. Der Patient wird dabei zum „Arbeitsgegenstand", er wird seiner Individualität entkleidet, seiner Selbstbestimmungsmöglichkeiten beraubt, vereinheitlicht und zerlegt in Arbeitsabläufe, die anonym und funktional sind." Bischoff meint weiter: „Ein wenig Berufsideologie ist gut für die Repräsentation nach außen, auch weil man erkannt hat, daß psychisch-emotionale Betreuung einen Heilfaktor darstellt. Nach innen darf sie aber nichts verändern."

Im Spannungsfeld Institution ergeben sich Schwierigkeiten auch dadurch, daß die Schwester ein „Mädchen für alles" sein soll, viele Rollen „spielen" muß, um einen reibungslosen Ablauf zu gewährleisten. Manchmal nehmen die administrativen Aufgaben mehr Raum ein, als die eigentliche Arbeit mit den Patienten. Über die Anforderungen mit den EDV-Anlagen brauche ich nichts zu erzählen. Schülerinnen aber auch Schwestern müssen manchmal Zeit, in der dringende patientenorientierte Aufgaben warten, mit dem Putzen von Betten und Nachtkästchen verbringen. Alle Rollen sind kaum erfüllbar, schon gar nicht gleichzeitig. Viele führen weit weg vom eigentlichen Berufsziel. Es gilt, diese Rollen zu überdenken, Prioritäten zu setzen und Entlastungen für die Rollen zu suchen, die nicht unbedingt oder vielleicht gar nicht einmal am sinnvollsten von einer Krankenschwester ausgefüllt werden müssen.

In der Universitätsklinik kommen zusätzlich noch die Ziele von Wissenschaft und Forschung manchmal in Widerspruch zum individuellen Wohl der einzelnen Patienten. Ärzte stehen hier auch noch im Spannungsfeld zwischen patientenzentrierten Tätigkeiten und der für ihre Laufbahn an der Universität existentiellen Anforderung, wissenschaftlich zu arbeiten. Wenn Wissenschaft sich z.B. bei Therapien oder diagnostischen Maßnahmen auf die Patienten auswirkt, ist meistens die Krankenschwester miteinbezogen, sie steht hier wie so oft zwischen Arzt und Patient.

Ich erlebe immer wieder, daß Patienten einer Schwester näher stehen als ihrem betreuenden Arzt auf der Station oder der Ambulanz. Ist es die Ehrfurcht und die Angst vor dem „Gott im weißen Mantel", daß sich Patienten häufig gar nicht trauen, diesen etwas zu fragen oder gar genauer nachzufragen, was sie nicht verstanden haben? Wie oft fragt der Patient die Schwester nach einem Arztgespräch oder der Visite, was denn nun der Arzt gemeint habe? Ist es die oft durch Fachausdrücke unverständliche Sprache des Arztes? Oder ist es die Anspannung während der Minuten des Arztkontaktes, daß der Patient den Großteil des Gesprächsinhaltes wieder vergißt oder gar nicht richtig mitbekommt? Die Schwester spricht häufig sehr viel mehr in einer für den Patienten verständlichen

Sprache. Sie widmet ihm häufig mehr Zeit, hat nicht nur engeren körperlichen Kontakt sondern ist sehr viel verfügbarer.Sie ist zu den verschiedensten Verrichtungen im Zimmer, hat Kontakt beim Blutdruckmessen, Tablettenverteilen, Fieberkurve-Eintragen und wenn sie zu anderen Zwecken im Zimmer ist. So ist sie dann auch sehr viel wahrscheinlicher zum „richtigen" Zeitpunkt, wenn der Patient gesprächsbereit ist oder sogar sein Bedürfnis danach kundtut, einfach da. Und das ist der Arzt nicht, er sitzt über Kurven und Formularen, ist im Operationssaal oder im Labor. Und wenn er da ist, z. B. bei der Visite, ist da nicht eine sehr große Distanz zwischen ihm und dem Patienten? Ist da nicht die Barriere der Fieberkurve und des Bettendes oder die, welche die Menschentraube bei der Visite schafft. Ist nicht das Röntgengerät oder der Ultraschallkopf zwischen ihm und dem Patienten und verhindert unmittelbare Berührung und Nähe?

Und damit sind wir bei einem weiteren, ganz wesentlichen Spannungsfeld, dem zwischen Nähe und Distanz. Nähe bedeutet intensive Begegnung. Wieviel körperliche Nähe von einem unter Umständen sterbenskranken, wundgelegenen, vielleicht auch nicht gerade wohlriechenden Patienten hält eine Krankenschwester oder ein Arzt aus? Wieviel Nähe kann ich zulassen, wenn ich weiß, daß der Patient in absehbarer Zeit stirbt? Kann und will ich mich einlassen, ein Stück von mir geben, um es mit ihm bald wieder zu verlieren? Vielleicht auch noch ohne die Möglichkeit, den Patienten und das Stück von mir, das ich mit ihm verloren habe, richtig zu betrauern, weil die Routine ohne Unterbrechung weitergehen muß? Wie kann ich weiterleben, wenn ein mir sehr naher Patient gestorben ist, entweder, weil die von mir vorgeschlagene Therapie nicht geholfen hat oder gar infolge der Therapienebenwirkungen?

Zu große Nähe und Identifikation machen mich handlungsunfähig. So gibt es im Routinealltag für Ärzte viele Distanzierungsmöglichkeiten. Distanz kann in einer Nähe schaffenden Situation wie z. B. der körperlichen Untersuchung u.a. durch die Ritualisierung, durch Anwesenheit einer Schwester, durch Handschuhe, durch Instrumente und durch betont sachliches Verhalten, oder die auf die untersuchten Organe beschränkte Aufmerksamkeit des Arztes geschaffen werden. Überhaupt bringen Instrumente Distanz, sei es das Ultraschall- oder das Blutdruckmeßgerät oder die Spritze. Selbst körperliche Berührung kann instrumentell werden, wenn sie z. B. dem Pulszählen dient. Auch die Visitensituation und Sprache können Distanz herstellen. Krankenschwestern haben es sehr viel schwerer, diese Distanz herzustellen. Sie haben kein Labor, in das sie sich zurückziehen können. Sie sitzen meist mehr oder weniger ungeschützt im „Glaskasten" von Leitstellen. Sie haben keine Instrumente zur Verfügung, sind auch körperlich dem Patienten oft nah.

Eine gewisse Distanz ist aber für die Helfer überlebensnotwendig. Wenn sie nicht in der Lage sind, diese zu halten, sind sie bald handlungsunfähig und überfordert, ein „burn-out" kann wieder die Folge sein. Abgrenzung ist also notwendig. Abgrenzung ist immer dann besonders schwierig, wenn Identifikation mit dem Patienten naheliegt. Identifikationsmöglichkeiten und Gefahren sind insbesondere bei bestimmten onkologischen Erkrankungen gegeben, wo sie junge Menschen, im Alter von Ärzten oder Pflegepersonen befallen, wo die Patienten zu Beginn der Erkrankung noch häufig in einem guten Allgemeinzustand sind. Es fällt einer Schwester zweifellos leichter, sich beispielsweise mit einer jungen leukämiekranken Frau mit zwei Kindern zu identifizieren, die äußerlich gesund zur Durchuntersuchung aufgenommen wird, deren Krankheitsverlauf sie dann über Monate bis Jahre verfolgt, als mit einem Greis, den sie nur einige Tage auf der Intensivstation in bewußtlosem Zustand kennengelernt hat. Abgrenzung ist auch dann besonders schwierig, wenn eigene Probleme oder Schwierigkeiten in der Begegnung mit den Patienten aktualisiert werden.

So kann es auch für Schwestern sehr hilfreich sein, sich zum Beispiel in Selbsterfahrungsgruppen oder speziellen Seminaren zur Sterbebegleitung mit den eigenen Einstellungen und Ängsten in Zusammenhang mit Krankheit, Sterben und Tod auseinanderzusetzen. Wenn es gelingt, die eigenen Ängste zu bewältigen oder zumindest kennenzulernen, ist es nicht mehr notwendig, mit einem allzudicken Schutzmantel der Distanz an den Patienten heranzugehen. Auch vor dem anderen Extrem – sich nämlich gleichsam hautlos durch Überidentifikation zu verausgaben – können wir uns dann besser schützen. Es wird also möglich, den Patienten näher – aber eben nicht in „ungesunde" Nähe – an uns heranzulassen. Aber auch diese, für den Patienten und unsere Arbeit notwendige, dosierte Nähe muß noch ausgehalten und bewältigt werden. Dabei hilft uns der Austausch im Behandlungsteam, Stationsbesprechungen oder auch Balint-Gruppen.

Die Lösung im Spannungsfeld zwischen Nähe und Distanz ist also ein Pendeln zwischen den beiden Polen. Ein gewisses Maß an Nähe und sich einlassen sind für eine therapeutische Beziehung unumgänglich notwendig. Das richtige Maß wird abhängen vom Krankheitszustand, der Krankheitsphase und der momentanen Befindlichkeit des Patienten. Genauso aber auch von der momentanen Belastbarkeit des Helfers, von seiner Möglichkeit und Kapazität, sich einlassen zu können, und nicht zuletzt vom Maß, in dem auch er in seinem Team Unterstützung findet.

Zum Abschluß möchte ich zum Spannungsfeld zwischen Leben und Tod noch einige Gedanken äußern. Zum einen möchte ich die Rolle der Trauer hervorheben, die überhaupt erst ein Weiter-Leben nach einem Verlust richtig ermöglicht. Trauer kann in der sogenannten antezipatorischen Trauerarbeit schon vor dem Tod eines Patienten beginnen. Dies ist vor allem für ihn selbst wichtig, manchmal auch für die Angehörigen, die, wann immer möglich, in die Betreuung des Patienten miteinbezogen werden sollten. Der Tod schafft eine Intimität und Nähe, in die eigentlich nur ein wirklich Vertrauter des Sterbenden hineinpaßt. Wenn dieser jedoch aus den verschiedensten Gründen nicht in der Lage ist, seine Rolle auszufüllen, müssen profesionelle Helfer einspringen.

Unser Medizinsystem hat auch noch nicht recht erkannt, daß mit dem Tod eines Patienten nicht alles abgeschlossen ist, und daß bei der Betreuung von Angehörigen nach dem Tode des Patienten ein breites Feld sinnvoller Prävention eröffnet, denn viele Untersuchungen zeigen, daß Menschen nach Verlusterlebnissen häufig an den verschiedensten Leiden erkranken. In Großbritannien, wo die Betreuung von Sterbenden sehr viel weiter gediehen ist als bei uns, gibt es sogar einen eigenen Berufsstand, den der „Bereavement Counselors", den Trauerberatern, welche routinemäßig von sich aus Gespräche mit Angehörigen von Patienten suchen, die in einem Hospiz oder z.B. ganz plötzlich bei einem Massenunglück oder einer Naturkatastrophe gestorben sind. Diese Gespräche und die Aufarbeitung von Verlusten ist jedoch nicht nur für die Angehörigen, sondern auch für alle Betreuer notwendig, die mit dem Patienten in näherer Beziehung gestanden haben. Das so „tun, als ob nichts geschehen wäre" läßt sich eines Tages nicht mehr aufrecht erhalten, einmal bricht alle ungelebte Trauer heraus. Sei es in chronisch-depressiven Verstimmungszuständen oder in körperlichen Symptomen.

Abschließend möchte ich mein Bild vom Therapeuten oder Betreuer als Führer durch den dunklen Wald noch einmal aufgreifen. Im Bereich des Sterbens verändert sich für mich diese Rolle, und dazu noch eine letzte Metapher, nämlich die einer dunklen Höhle, in der sich der Patient befindet. Ich begleite ihn und der Unterschied zwischen uns ist der, daß ich eine Taschenlampe habe, und mit ihr bestimmte Teile der Höhle ausleuchten kann, die wir dann gemeinsam anschauen. Ich werde mich auch von ihm leiten lassen, welche Teile wir anleuchten. Nach der gemeinsamen Betrachtung wird es möglich sein, im Gespräch mit dem Patienten zu erarbeiten, wie der weite Weg gestaltet wird. Es gilt, als Höhlenbegleiter auch zu akzeptieren, daß eine Phase kommt, in der der Patient alleine weiter muß. Ich kann aber vielleicht die Hoffnung nähren, daß dann der Sterbende selbst ein sehr viel helleres Licht sehen wird, und er auf meine Taschenlampe nicht mehr angewiesen ist.

Über die Notwendigkeit psychotherapeutischer Kompetenzen bei der Arbeit im telefonischen Krebsinformationsdienst Am Beispiel des Umgangs mit Krebsangst

B. Brömmel, O. Frischenschlager und M. Hexel

Einleitung

Der Krebsinformationsdienst der Österreichischen Krebshilfe ist eine telefonische Informationsstelle für Krebskranke und deren Angehörige. Darüberhinaus steht er allen anderen mit dem Thema Krebs, auch beruflich, Befaßten zur Verfügung. Anhand zweier im Krebsinformationsdienst vom Erstautor geführter Gespräche mit Anrufern, die an Krebsangst litten, soll dieser Artikel Verständigungsprobleme zwischen Helfer und Betroffenem veranschaulichen und erforderliche Kompetenzen und Rahmenbedingungen aufzeigen.

6,5% aller Anrufer beim Krebsinformationsdienstes leiden unter Krebsangst (Brömmel et al. unpubliziert). Dazu müssen wir anmerken, daß der Begriff hier relativ weit ausgelegt ist und von den einzelnen Mitarbeitern nicht ganz einheitlich verwendet wird. Auch in der Literatur reicht die Definition von „Angst vor Krebs" bis zur Kanzerophobie im engeren Sinn (Sanborn und Seibert 1976). In der engen Bedeutung wird er hier verwendet werden (DSM-III-R). Gemeint ist die hartnäckige Angst, trotz wiederholter Untersuchungen und dem Vorliegen negativer medizinischer Befunde, an Krebs erkrankt zu sein. Es geht hier also nicht um das Problem von Krebsverdacht und Angst vor Krebs. Der Befürchtung, an Krebs erkrankt zu sein, muß natürlich mit allen sinnvollen diagnostischen Möglichkeiten nachgegangen werden (Lokich 1978). Kanzerophobie hingegen ist eine an Überzeugung grenzende Angst, die allen gegenteiligen vernünftigen und rationalen Argumenten (auch vorliegenden negativen Untersuchungsbefunden) standhält, dabei aber auch nicht Wahncharakter hat. Dem Betroffenen ist zugänglich, daß er sich irren *könnte*, daß seine Symptome auch andere Ursachen haben *könnten*, er glaubt aber nicht daran.

Es scheint sich bei der Krebsangst weniger um eine eigene Krankheitsentität als vielmehr um eine Art Durchgangssymptom im Rahmen anderer Erkrankungen oder Störungen zu handeln. Die psychanalytische Theorie ordnet Krebsangst der Hypochondrie zu (Mentzos 1984), und beschreibt diese als *eine* Form des narzißtischen Rückzugs. Interesse und Libido werden von äußeren Objekten auf den eigenen Körper abgezogen. Übermächtige Ängste und verbotene Aggressionen projiziert der Hypochonder in ein Krankheitsbild, in seinen eigenen Körper hinein. Es handelt sich also um eine Introjektion (Mentzos 1984). Neben der narzißtischen Persönlichkeitsstörung nennt Sauer (1977) noch zwei andere mögliche Grundlagen. Eine larvierte Depression oder auch eine Erkrankung des schizophrenen Formenkreises und langandauernde Streßzustände, die Kanzerophobie daraus resultierend als abnorme, aber nicht neurotische Reaktion.

Sowohl vom medizinischen Wissenschaftsbetrieb, als auch von der Tiefenpsychologie scheint das Problem der Krebsangst, wie das der Hypochondrie überhaupt, eher stiefmütterlich behandelt zu werden. Eine Literatursuche in der onkologischen Datenbank OncoDisc ergab zwei Arbeiten über Kanzerophobie bei 129.835 Publikationen über Krebs. Untersuchungen zur „Wahl" der Krankheit Krebs haben gezeigt, daß auch Erfahrung mit Krebskranken in der Familie (Ryle 1948, Verres 1986) vielleicht im Sinne einer Bahnung eine Rolle spielen (siehe auch Wenderlein 1976).

Zwei Gespräche zum Beispiel

Im folgenden möchten wir zwei Beratungsgespräche mit zwei Anrufern, die an Krebsangst litten, darstellen.

1. Der erste Anrufer ist ein junger Mann. Er eröffnet das Gespräch mit der Frage, welche Beschwerden Zungenkrebs mache. Erst auf Nachfragen erzählt er, daß seine Frau unter Zungenschmerzen leide und Angst habe, an Krebs erkrankt zu sein. Der Autor, ein Kollege der Beraterin (er ist Mediziner, sie ist Psychologin), hört das Gespräch mit. Er erinnert sich an ein Telefonat mit einer jungen Frau mit Zungenschmerzen und Krebsangst, das er wenige Tage zuvor führte. Mit dem Hinweis, das Gespräch wegen dieser medizinischen Frage an einen Mediziner weitergeben zu wollen, übergibt die Beraterin an ihren Kollegen. Der Anrufer wirkt un-

geduldig, verzagt. Der Berater erklärt ihm die medizinischen Zusammenhänge, die auf die Unwahrscheinlichkeit eines Zungenkarzinoms hinweisen, und versucht die Sorgen des Mannes zu zerstreuen. Dannach fragt er ihn, ob seine Frau schon einmal angerufen hätte. Der Mann verneint entschieden. (Woher wollte er das so genau wissen?) Auf die Frage des Beraters, warum er und nicht seine Frau selbst anrufe, sagt er, seine Frau hätte ihn darum gebeten. Der Berater erhält dann Gelegenheit, nochmals mit der Frau selbst zu sprechen. Sie wirkt leidend und verzweifelt. Auch sie fragt der Berater, ob sie nicht schon einmal angerufen hätte. Sie bestätigt das. Sie wirkt, als fühlte sie sich ertappt. Sie hätte sich nicht getraut, in Gegenwart ihres Mannes anzurufen, zumal ihr alle konsultierten Ärzte gesagt hätten, sie hätte keinen Krebs, und wenn sie jetzt ihrem Mann sage, daß sie beim Krebsinformationsdienst anrufe ... Sie spricht den Satz nicht zu Ende.

Ihre Krankengeschichte lautet wie folgt. Während der Schwangerschaft (sie hat vor kurzem ihr erstes Kind entbunden) entwickelte sie zunehmend unerträgliche Zahnschmerzen. Der Zahnarzt habe „nichts gefunden". Zwei Wochen vor der Niederkunft wurden die Zahnschmerzen von Zungenschmerzen abgelöst. Die Ärzte fanden wieder keine Ursache, sie versuchten, die Frau zu beruhigen, die Schmerzen würden mit der Geburt des Kindes schon verschwinden. Das Gegenteil trat ein. Die Schmerzen seien stärker und stärker geworden, sagt sie. Sie sei bei zig Ärzten und fünf Tage zur stationären Durchuntersuchung im Krankenhaus gewesen, die sie, ohne Hoffnung, daß die Ärzte noch etwas finden würden, abgebrochen habe. Sie habe Medikamente gegen Depressionen verschrieben bekommen, erzählt sie entrüstet. Sie lasse sich „nichts anhängen", die Tabletten habe sie nie genommen. Andere Ärzte wiederum hätten Vitaminpräparate, Nerventabletten gegen „Nervenschmerzen" und anderes mehr verordnet. Sie könne sich das nicht vorstellen, es sei sicher was Organisches, beharrt sie. Ein Arzt „macht ihr Hoffnung", indem er meint, ihre Schmerzen könnten viele Ursachen haben, das müsse man genau untersuchen. Er habe eine Pilzkultur angefertigt, aber, schränkt die Frau gleich wieder ein, das werde das Rätsel wohl auch nicht lösen.

Immer wieder beschreibt sie, zwischendurch, anschaulich ihre Symptome. Die Zunge sei weiß, geschwollen, die Schmerzen hätten brennenden Charakter. Als sie der Berater nach der Geburt und dem Kind fragt, antwortet sie, alles sei glatt verlaufen, sie habe ein super Kind, eine tolle Familie. Als der Berater vorsichtig nachfragt, antwortet sie, scheinbar etwas unvermittelt, daß jedes Wort, das sie zu ihrem Kind rede, schmerze.

Am Ende des Telefonats ermuntert sie der Berater, wieder anzurufen und ihn „auf dem Laufenden zu halten". Die Frau ist darüber hörbar positiv überrascht.

Die „von hinten herum" gestellte erste Frage des Ehemanns weist auf das große Mißtrauen hin, das erst durch die geschilderte Krankengeschichte verständlich wird. Den Ärzten und ihren negativen Befunden wird kein Vertrauen mehr entgegengebracht. Die Hilflosigkeit der konsultierten Ärzte im Umgang mit der Krebsangst der Frau scheint auch auf ihren Ehemann und auf den Berater zuzutreffen. Der Mann könnte mit seinem Anruf auch versucht haben, seine Frau und deren Probleme „abzugeben", als er nicht mehr weiter wußte und ihr Klagen andererseits nicht mehr hören konnte. Denkbar wäre auch, daß er, von den von seiner Frau immer wieder vorgebrachten und von den Ärzten immer wieder unbestätigten Ängsten schon völlig entnervt, seiner Frau die Haltlosigkeit ihrer Ängste gleichsam „beweisen" wollte, indem er selbst anrief. Der Berater ist durch die Bitte, auch mit der Frau des Anrufers, also der Patientin sprechen zu wollen, ungewollt auf ein familieninternes Beziehungsproblem gestoßen, er hat mit seiner Gesprächsführung Geheimnisse, die Mann und Frau voreinander hatten, erfahren und gleichzeitig auch „verraten". Die Frau traute wohl auch dem Berater und dessen Beschwichtigungsversuchen im ersten Telefonat, wie auch ihren Ärzten, nicht und ließ ihren Mann vielleicht deswegen mit der eingangs wiedergegebenen allgemein gehaltenen Frage anrufen. Sie könnte sich auch vor dem Berater geniert haben, allen gegenteiligen Beteuerungen der Ärzte und des Beraters zum Trotz, noch immer unter ihrer Krebsangst zu leiden.

Die Beteuerung, sie habe „ein super Kind, eine tolle Familie", veranlaßte den Berater zum Nachfragen. Daß alles so toll und eitel Wonne sein soll, ist wohl grundsätzlich und im Besonderen in Anbetracht einer doch auch schwierigen Situation wie der Geburt des ersten Kindes unglaubwürdig. Negative Aspekte scheint sie weit von sich schieben zu müssen. Erst auf die Wiederholung der Frage, wie es ihrem Kind und wie es ihr mit dem Kind gehe, spricht sie ihre negativen Gefühle und Aggressionen, die sie auf ihre Zunge und den vermeintlichen Zungenkrebs projiziert, wohl indirekt aus: Jedes Wort, das sie zu ihm spreche, schmerze. Die, von uns vermuteten, negativen Gefühle verbietet sie sich. Gleichzeitig liegen sie ihr aber auf der Zunge. Es scheint also nicht viel zu fehlen, um sie auch auszusprechen, was ihr offenbar so große Angst macht, daß sie sie, darauf angesprochen, total verdrängen muß.

2. Der zweite Anrufer, von dem hier berichtet werden soll, ist ein 31jähriger Mann, Vermessungstechniker von Beruf. Er wirkt sehr kontrolliert und etwas arrogant. Auf der Ambulanz der Uniklinik für Physikalische Medizin habe er eine Broschüre der Österreichischen Krebshilfe gelesen, eröffnet er das Gespräch. Dort sei er wegen Gelenksbeschwerden, die er auf intensive sportliche Betätigung zurückführt, in Behandlung. In dieser Vorsorgebroschüre sind Krebswarnsymptome beschrieben. Er meint, daß eines dieser Symptome auf ihn zutreffe. Er erzählt dann, daß er unter häufigem Harndrang leide, alle eineinhalb Stunden müsse er die Toilette aufsuchen, nachts wache er deswegen auf. Er habe nun Angst, sagt er, daß ein Prostatakrebs die Ursache für seine Beschwerden sein könnte. Gleich darauf relativiert er seine Befürchtung wieder, wahrscheinlich habe er sich nur „verkühlt". Er sei überhaupt ein bißchen nervös, ein nervöser Typ, setzt er nach. Seine Stimme ist klar und fest, er spricht deutlich und unauffällig. Der Berater am anderen Ende der Telefonleitung geht kurz auf die geschilderten Beschwerden ein und meint dann, daß ein Prostatakarzinom als Grund für die beschriebenen Beschwerden höchst unwahrscheinlich sei, der Anrufer sei wohl zu jung, typischerweise trete das Prostatakarzinom in höherem Lebensalter auf.

Darauf bringt der Anrufer ein zweites Symptom, Heiserkeit, ins Gespräch ein. Auch dieses Symptom sei in besagter Broschüre als Krebswarnzeichen beschrieben. Der Mann erkundigt sich dann nach einer Krebsuntersuchung. Der Berater wiederholt seine gut gemeinte Antwort, auch dabei müsse es sich ja nicht gleich um eine Krebserkrankung handeln und zählt andere mögliche, und wahrscheinlichere, Ursachen auf. Er schlägt in Anbetracht der beiden so unterschiedlichen Symptome eine sogenannte Gesundenuntersuchung (ein euphemistischer Begriff, über dessen Bedeutung im Zusammenhang mit diesem Gespräch noch zu diskutieren sein wird) vor, um einerseits damit die vom Anrufer vorgetragenen Beschwerden und Ängste ernst zu nehmen und andererseits, um seine Angst auch zu beruhigen. Die Reaktion ist ablehnend. Soetwas habe er vor 15 Jahren schon einmal gemacht (also im Alter von 16 Jahren). Später kommt der Anrufer von selbst auf das Angebot zurück und erkundigt sich nach den konkreten Möglichkeiten einer solchen Gesundenuntersuchung. Der Berater zählt die Gemeindebezirke, in denen die Wiener Gesundheitsämter diese Untersuchungen durchführen, auf, was den Anrufer zur Frage veranlaßt, ob nicht vielleicht in zwei vom Berater nichtgenannten Bezirken auch die Möglichkeit bestünde, sich untersuchen zu lassen. Schließlich erkundigt sich der Anrufer doch nach der genauen

Adresse einer Untersuchungsstelle in einem genannten Bezirk. Als sie der Berater nennt, wird sie sogleich verworfen. Das sei ja ganz woanders, als wo er vorbeikomme, da komme er nicht hin.

Der Anrufer erzählt dann, daß er noch weitere Beschwerden habe. Auf die Frage, welcher Art diese Beschwerden denn wären, gibt er zur Antwort, das könne er so nicht beantworten, er habe die besagte Broschüre nicht dabei. Auf die ungeduldige und wenig einfühlsame Frage, wie es denn möglich sei, daß er seine eigenen Beschwerden nur mit Hilfe einer Broschüre beschreiben könne, weiß er keine Antwort, was ihn aber auch nicht irritiert.

Der Anrufer kehrt zum Prostatakarzinom zurück. Als wolle er den Ernst seiner Lage unterstreichen, erzählt er, er habe seine damit in Zusammenhang gebrachten Beschwerden schon längere Zeit. Auf die Frage, warum er gerade jetzt anrufe, gibt er das Lesen der Broschüre als Antwort. In seiner Hilflosigkeit schlägt der Berater eine urologische Untersuchung vor, die der Anrufer, nicht überraschend, auch nicht gutiert. Von sich aus kehrt der Anrufer jetzt wieder auf die Gesundenuntersuchung zurück und erkundigt sich nach deren Dauer. Die Antwort lautet $3^1/_2$–4 Stunden, worauf der Anrufer dieses Angebot endgültig verwirft. Soviel Zeit könne er der Arbeit wegen unmöglich entbehren. Der Berater wittert den ersten „Mauervorsprung" in der Fassade der körperlichen Symptome und versucht, einen Zusammenhang zwischen Beschwerden und Arbeitssituatiuon herzustellen. Auch dabei scheitert er. Der Anrufer weist das weit von sich, es gehe ihm gut in der Arbeit, er sei auch nicht unter Druck. Er wolle bloß die Gutmütigkeit seines Chefs nicht überstrapazieren, schließlich sei er schon sehr oft, in der Dienstzeit, beim Zahnarzt.

Als drittes konkretes somatisches Symptom erzählt er dann von einer Gastritis. Jetzt unternimmt der Berater einen zweiten Anlauf und versucht vorsichtig, die Ebene des Gesprächs zu wechseln. Der Anrufer selbst habe eingangs psychische Probleme angedeutet (er sei nervös), er (der Berater) habe das Gefühl, hinter den Beschwerden könnten sich andere Probleme verbergen. Ja, da habe er schon recht, gesteht der Anrufer ein. Ob er die denn jetzt am Telefon, gemeinsam mit dem Berater ansehen wolle? Zur Antwort gibt der Anrufer, er müsse jetzt leider aufhören, er stehe im Postamt in einer Telefonzelle und müsse jetzt wieder zur Arbeit.

Rasch hat der Berater das Gefühl, es dem Anrufer nicht recht machen zu können. Dazu kommt, das der Anrufer eigentlich von Anfang an unklar bleibt. Im Gegensatz zur jungen Mutter spricht er seine Krebsangst kein einziges Mal aus, er kann offensichtlich nicht dazu stehen, möglicherweise ist es dem Mann peinlich. Er verkörpert soetwas wie die Abwehr des Verhaltens der Frau mit den Zungenschmerzen, gewissermaßen die Kehrseite ein und derselben Angst, über die noch zu diskutieren sein wird. Der Berater denkt zwar gleich an eine Kanzerophobie, unterwirft sich aber den vom Anrufer aufgestellten unbewußten „Spielregeln". Auch er vermeidet es, das Problem beim Namen zu nennen. Das führt dann dazu, daß ihm eine empathische Gesprächsführung nicht mehr gelingt. Anstatt dessen verharrt er in der Identifikation und beginnt zu agieren. Er empfindet das Gespräch als ein „Katz'-und-Maus Spiel", er hetzt dem Anrufer ständig hinterher, mehr um ihn „aufzudecken" als um ihm zu *helfen.* Er sucht nach „Mauervorsprüngen", an denen er die glatte Fassade des Anrufers bewältigen kann, als ginge es darum, den Anrufer zu überführen.

War das erste Gespräch mit der jungen Mutter über die in ihrer Krebsangst abgewehrten tieferliegenden Ängste schwierig, fällt es dem Berater im zweiten Telefonat mit dem Mann und seiner doppelten Abwehr noch schwerer. Geht er auf die Schilderung somatischer Beschwerden ein, am Vorliegen einer Krebserkrankung zweifelnd, eröffnet ihm der Anrufer ein neues Symptom. Der Anrufer scheint seine Symptome, also seine oberflächlichen Beziehungsangebote, immer weiter hinaufzulizitieren. Er agiert nach dem Motto: „Wenn Du mir das nicht geglaubt hast, dann aber das nächste!" Erst gegen Ende des Gesprächs „begnügt" er sich mit einer, vergleichsweise harmlosen, Gastritis. (Der Begriff „Gesundenuntersuchung" könnte geeignet gewesen sein, beim Klienten das Gefühl zu erwecken, vom Berater mit seiner Angst nicht ernst genommen zu werden.) Sämtliche Angebote, die der Berater macht, verwirft der Anrufer. Er läßt sich offenbar vom Anrufer verführen, wiederholt gutgemeinte Ratschläge zu geben. Das Beschränken auf die Ebene der vordergründigen Frageninhalte erweist sich dabei als Sackgasse. Der Berater wird dabei ständig frustiert. Die in diesem Verhalten des Anrufers versteckte Aggression macht den Helfer wütend, er wünscht sich schließlich, der Anrufer „quälte" jemand anderen. Es gelingt ihm nicht, mit der Angst des Mannes, mit dem kleinen Kind, das diese Angst verspürt und das sich hinter dem kontrollierten, entwertenden Verhalten des Mannes versteckt, in Kontakt zu kommen.

Dieses Verhalten des Anrufers ist natürlich auch hoch kontrollierend. Das Setting, ein Telefongespräch mit der Möglichkeit, jederzeit auflegen und damit den Kontakt abbrechen zu können, kommt dem offensichtlichen Kontrollbedürfnis entgegen. Und tatsächlich bricht der Anrufer das Telefonat ja ab, als der Gesprächspartner ihn auf mögliche Hintergründe der Symptome anspricht. Es ist, als hätte dieser die vom Anrufer einseitig aufgestellten „Spielregeln" des Gesprächs, ganz zum Schluß, auf konfrontierende Art und Weise und im unbewußten Bestreben, den Anrufer doch noch zu „erwischen", verletzt. Das *muß* dem Klienten Angst machen, er entzieht sich.

Chrzanowski (1976, zit. bei Mentzos) versteht Hypochondrie als eine komplizierte Körpersprache, deren Botschaft für Sender wie Empfänger gleichermaßen schwer verstehbar sei. In den beiden beschriebenen Gesprächen gelingt es nicht, diese Sprache zu lesen, den Code zu entschlüsseln. Möglicherweise hat der Helfer auch verabsäumt, vor allem dem zweiten Anrufer das Gefühl zu vermitteln, daß er mit seinen Beschwerden und der drastischen Zuordnung zu lebensbedrohlichen Erkrankungen ausreichend ernst genommen und empathisch gehört wird. Man muß sich aber auch die Frage stellen, inwieweit dies im Rahmen einer einmaligen telefonischen Krebsberatung überhaupt gelingen kann und soll (siehe auch die Diskussion).

Die beiden beschriebenen Gespräche zeigen ganz deutlich, daß psychotherapeutische Kompetenzen bei der Arbeit in der Krebsberatung unbedingt erforderlich sind. Das gilt auch für die Arbeit im Krebsinformationsdienst. Sobald der Berater den Telefonhörer abhebt, ist er in erster Linie in die persönliche und familiäre Dynamik des Anrufers einbezogen. Darin eingebettet geht es dann um Sachfragen und Informationsvermittlung.

Diskussion

Warum rufen die Beiden eigentlich an?

Der junge Mann gibt sich mit keinem Ratschlag zufrieden, die junge Frau hat schon zahlreiche Ärzte vorher wegen des einen Symptoms konsultiert. Ein unbewußtes Motiv für den Anruf des jungen Mannes, genauso wie für zahlreiche Arztbesuche und die Gestaltung derselben könnte ein ungestilltes Kontaktbedürfnis sein. Werden die Antworten und Ratschläge der konsultierten Helfer in den Wind geschlagen, so wird ein, hier unterstelltes, Kontaktbedürfnis damit, auf suboptimale Weise, befriedigt. Beim Gesprächspartner löste der Anrufer die Vorstellung eines einsamen, arbeitsamen und unglücklichen jungen Mannes aus, der, von der Arbeit heimgekommen, die Freizeit mit einsamer sportlicher Betätigung verbringt. Die Frau kann die oft gehörte „Versicherung", es sei „nichts", nicht glauben. Und mit Recht, schließlich hat sie Schmerzen und eben nicht „nichts". Mentzos (1984) meint auch, der Hypochonder müsse, wie jeder Projizierende, sich und seine Umgebung ständig von der Richtigkeit seiner Perspektive überzeugen. Die junge Mutter muß also ihre an Gewißheit reichende Krebsangst ständig und immer wieder aussprechen, um sie aufrecht zu erhalten. Nur so scheint sie die dahinter verborgenen, diffusen Ängste binden zu können. Die Projektion von hinter dem Symptom versteckten Ängsten auf eine bedrohliche Erkrankung wird zum Selbstläufer.

Warum aber „wählen" diese Anrufer Krebsangst als Manifestation ihrer Hypochondrie und damit auch ihres Beziehungsangebots?

Folgende Überlegungen möchten wir zur Metapsychologie anstellen. Bei der Hypochondrie findet eine Verschiebung frühkindlicher Ängste auf die Angst vor einer tödlichen Erkrankung statt. Der Hypochonder projiziert seine Ängste, und seine Aggressionen, in seinen eigenen Körper hinein, er introjiziert sie (Mentzos 1984). „Böse Gedanken", die Angst auslösen (am Beispiel der jungen Mutter dem Kind gegenüber), werden auf einen bösartigen Tumor projiziert. Beim zweiten Anrufer wird der Vorgang der Introjektion schön sichtbar. Er ist beim Nennen seiner Symptome auf das äußere Objekt „Informationsblatt" angewiesen. Hier wird deutlich, daß das „Symptom" selbst erst durch eine Projektion von außen in den Körper hinein entsteht.

Wir meinen, daß hier frühkindliche Ängste eine Rolle spielen. Konkretisiert werden diffuse Ängste in der Krankheit Krebs (die ja übrigens auch für die Krebskranken selbst eine eher diffuse, nur schwer faßbare Bedrohung darstellt: „bösartiges" Wachstum, ungewisser Verlauf etc.). Im Verlauf der Kontakte mit Helfern und Institutionen könnte sich ein früher traumatischer Kreislauf wiederholen. Frühe Ängste, seelische Schmerzen werden im Symptom wiedererinnert (unter Zuhilfenahme einer Broschüre bei dem jungen Mann) und wiedererlebt (von der jungen Frau). Die Betroffenen gehen mit diesen Beschwerden zum Arzt. Dieser kann „nichts" finden, er schickt den Patienten mit den gutgemeinten Worten: „Ihnen fehlt nichts!" wieder weg. (Vergleiche das Wort Gesundenuntersuchung!) Damit spricht der Arzt dem Patienten aber auch die Berechtigung, ihn aufzusuchen, ab. Der fühlt sich alleingelassen und beschämt.

Anstatt Erleichterung über das Fehlen eines pathologischen Organbefundes nehmen Angst und Beschwerden zu. Um gehört, ernstgenommen zu werden, könnte man spekulieren, wählen sie gravierende, meist organische, also „handfeste" und von allen gefürchtete Erkrankungen, denen sie die Ursache für ihre zunehmend ängstlich und zwanghaft beobachteten Beschwerden zuschreiben. Die Spirale setzt sich fort, die Situation könnte frühkindliche Trennungsängste, die ja Todesängste sind (Zlotowitz 1983), oder andere frühe traumatische Erfahrungen wiederbeleben. Als Kristallisationspunkt dieser Ängste könnte dann die Kanzerophobie dienen. Diese könnte als Angst vor einer gemeinhin mit dem unabwendbaren Tod assoziierten Krankheit auf diese frühen Vernichtungsängste hinweisen. Die Bemühungen um größtmögliche Kontrolle des Gegenübers kann damit gut in Einklang gebracht werden. Auch das Festhalten am Symptom ist ja ein, unter diesem Gesichtspunkt geglückter, Versuch, die Kontrolle über die Angst selbst zu behalten. Ein Helfer, der nun versucht, dem Klienten diese Kontrolle zu nehmen, muß Angst machen. Die Reaktionen darauf waren ja auch entsprechend. Die junge Frau läßt beim zweiten mal ihren Mann anrufen, die vom Berater angedeuteten seelischen und familiären Zusammenhänge weist sie weit von sich („Ein super Kind, eine tolle Familie!"). Die Angst des 31jährigen Mannes ist diffuser, sie heftet sich an Symptome, die er offenbar erst in der Broschüre lesen muß. Der junge Mann läuft von einem Symptom zum nächsten, für den Berater nie erreichbar. Als dieser ihn mit seinen versteckten Ängsten konfrontiert, bricht der Anrufer das Telefonat ab.

Krebskranke und Krebsangst-Kranke

Die Ängste der von Kanzerophobie betroffenen sind einer Kommunikation offensichtlich zugänglich. Bei aller Hartnäckigkeit, mit der diese Klienten an ihrem Symptom festhalten, können sie ihre Ängste, in Verkleidung der Krebsangst, doch mitteilen. Und das tun sie sogar außerordentlich oft. Sie appellieren: Hilf mir, ich bin bedroht! Die Arztkontakte sind häufig, die Betroffenen nehmen ihre Helfer in Anspruch, sie beschäftigen, wiederholt, ganze Diagnosemaschinerien. Krebskranke stehen eher im Ruf, „nichts zu brauchen", sie „wollen niemanden belästigen", sie ziehen sich scheinbar schicksalsergeben zurück (Harrer und Centurioni 1991). Untersuchungen legen nahe, daß Krebskranke sich selbst und ihre Ansprüche, auch prämorbid schon, scheinbar bedürfnislos zurückstellen (Frischenschlager und Woess unpubliziert).

Die Kommunikation

Der Verlauf der vielfach dokumentierten langen Patientenkarrieren „eingebildeter Kranker" scheint sich im zweiten Gespräch zu verdichten. Der Betroffene läuft von Arzt zu Arzt, im Telefonat von Symptom zu Symptom. Viele Untersuchungen bleiben ohne auffälligen organischen Befund, letztendlich wird der Verzagte als „Nerverl", als „hysterisch" abgestempelt, fortgeschickt und wieder sich selbst überlassen. Das versteckt aggressive Verhalten des Anrufers könnte vor diesem Hintergrund, vom Kontrollversuch einmal abgesehen, auch als „Rache" für die dabei erlittenen Kränkungen interpretiert werden. Man könnte Hypochondrie auch als Konfliktvermeidung sehen. Konflikte mit äußeren Objekten, mit Bezugspersonen, die mit verbotenen Aggressionen einhergehen, werden introjiziert. Die Aggressionen, die nicht direkt erlebt werden dürfen, verstecken sich, wie vor allem das erste Gespräch illustriert.

Was ist zu tun?

Im Rahmen einer einmaligen Beratung ist ein Ansprechen der dem Symptom zugrundeliegenden Ängste und Probleme, welche immer es sein mögen, unserer Meinung nach nicht möglich und auch gar nicht indiziert. Zu beharrlich bestehen die Klienten auf ihrer Perspektive, zu groß scheint die Angst, „aufgedeckt" zu werden. Was wäre, wenn die junge Mutter die von uns hypostasierte verbotene Aggression dem Kind, dem Mann gegenüber, plötzlich erleben würde? In welcher Situation würde sie sich nach dem Telefonat, mit Kind und Mann daheim, wiederfinden? Wie könnte der junge Mann seine Ängste wohl in seiner Einsamkeit ertragen? Wir meinen, daß nur eine tragfähige, kontinuierliche therapeutische Beziehung, behutsam und zum richtigen Zeitpunkt angeboten, für den Umgang mit den verborgenen frühkindlichen Ängsten einen entsprechend schützenden Rahmen abgäbe. Wann aber ist der richtige Zeitpunkt? Und wer ist dann da? Im Rahmen des Krebsinformationsdienstes besteht die einzige Möglichkeit, den Klienten im Wesentlichen geduldig zuzuhören, ihnen das Gefühl zu vermitteln, daß sie erstens als Person und in ihrem Leidensdruck ernst genommen und zweitens nicht weggeschickt werden. Das glaubwürdig vorgebrachte Angebot, wieder anrufen zu können, wird oft dankbar gehört. Die Geduld für dieses bescheidene Vorgehen aufzubringen, kostet Kraft. Weil der Helfer von Anfang an nur wenig Chancen hat, mit den verborgenen Ebenen des Problems in

Kontakt zu treten, wird er leicht ungeduldig. Der Berater der beiden Telefonate fühlte sich ob des Gesprächsverhaltens der Klienten, trotz des Wissens um die „Hartnäckigkeit" und deren Gründe bald betrogen und verkauft und war versucht, den Anrufer zu „überführen". In Selbstreflexion oder unter Supervision sollten diese Reaktionen auf den Anrufer und das eigene Verhalten analysiert werden.

Idealerweise sollte es dem Berater gelingen, unaufdringlich und nicht konfrontierend Hinweise im Gespräch fallen zu lassen, die mit etwas Glück dann ihre Nach-Wirkung entfalten können und eine Fortsetzung der Beziehung fördern. Dieses Vorgehen könnte dazu beitragen, daß der Klient im Laufe seiner Entwicklung, wenn hinter der Kanzerophobie liegende Ängste und Probleme nah genug an die „Oberfläche" treten und angehbar werden, weiß, wohin er sich wenden kann und sich dann im Idealfall nach therapeutischen Möglichkeiten erkundigt.

Den Krebsinformationsdienst auf einen reinen Informationsdienst beschränken zu wollen, hieße die Anforderungen zu verkennen. Die psychischen und familiären Probleme der Anrufer kommen in der Beziehung zum Berater unmittelbar zum tragen. Den Beziehungsaspekt aus der Informationsarbeit auszuklammern, bedeutete, den Umgang mit diesen Problemen zu vermeiden. In manchen Bundesländern stehen den Betroffenen Beratungsstellen und damit wiederholte persönliche face-to-face Gespräche zur Verfügung. In jedem Fall aber muß der Berater eines Telefondienstes, der ja auch und vor allem eine Art Drehscheibenfunktion zu erfüllen hat, die oft in medizinische Sachfragen verkleideten psychischen Probleme erkennen können und das Gespräch dementsprechend führen. Als belastend im Telefondienst erweist sich dabei der Umstand, daß der Berater keinen Einfluß nehmen kann auf die Frequenz schwieriger Beratungsgespräche. Er kann keine Termine vergeben, seine Arbeit nicht vorausplanen. Das Telefon läutet und mit dem Abheben ist er mit der ganzen intra- und interpsychischen Dynamik des Anrufers konfrontiert.

Literatur

Brömmel B, Delivuk S, Langer G, Knapitsch-Blasnig G, Obermair A, Reinsperger M, Schreiner-Frech I, Schwartz I, Ludwig H. Was wollen Krebspatienten wissen? Ein aktueller Bericht des Krebsinformationsdienstes der Österreichischen Krebshilfe (unpubliziert)

DSM-III-R (1987) Diagnostic and statistical manual of mental disorders, 3rd edn. American Psychiatric Association, Washington DC

Frischenschlager O, Woess F. Zur Mitbeteiligung psychosomatischer Faktoren bei Krebserkrankungen. Psychoanalytische Untersuchung prämorbid entstandener literarischer Sebstdarstellungen im interkulturellen Vergleich (unpubliziert)

Harrer M, Centurioni Ch (1991) „Ich will niemandem zur Last fallen." Reflexionen über die ambulante psychosoziale Betreuung von Krebspatienten. Psychologie in der Medizin 2 (3/4): 26-29

Lokich J J (1978) Cancerophobia and breast fixation. Hospital Practice: 119-120

Mentzos S (1984) Neurotische Konfliktverarbeitung. Einführung in die psychanalytische Neurosenlehre unter Berücksichtigung neuer Perspektiven. Fischer, Frankfurt am Main

Ryle J (1948) The twenty-first Maudsley lecture: nosophobia. J Ment Sci 94: 1-17

Sanborn D E, Seibert D J (1976) Cancerophobic suicides and history of cancer. Psychol Reports 38: 602

Sauer R (1977) Krebsangst. Bewertung durch den Arzt und Verhalten gegenüber dem Patienten. Z Allg Med 53: 923-926

Verres R (1986) Krebs und Angst. Springer, Berlin Heidelberg New York Tokyo

Wenderlein J M (1976) Psychologische Aspekte der Krebsangst. Münch Med Wochenschr 118 (9): 267-270

Zlotowitz M (1983) Warum haben Kinder Angst? Klett-Cotta, Stuttgart

Der Krebspatient in seiner Familie

F. Papst

Ich wurde im Februar '90 operiert. Diagnose: Pankreas CA. Teil 1 meines Berichtes gilt der Vorgeschichte: Ich bin 55 Jahre alt und seit 33 Jahren mit Rotraut verheiratet. Wir haben vier Kinder im Alter von 25 bis 33 Jahren und einen 7jährigen Pflegesohn. Mein Image, nach außen hin, war das eines netten, hilfsbereiten Menschen, dem man auch vieles aufbürden kann. So ließ ich mich jahrelang benutzen, weil ich meinte, daß es gut für mich sei und hielt dies auch für richtig. Und verwechselte Belastet-werden mit Angenommen-sein. In der Familie repräsentierte ich den Fels in der Brandung, den nichts erschüttern kann. Ich konnte nicht verstehen, daß Rotraut meinte: an dir kratz ich mir die Finger wund. Meine Gefühle waren gut sortiert und in Schubladen aufbewahrt zum entsprechenden Gebrauch. Auch das Sortiment meiner Lebenslügen war derart, daß ich es lange nicht durchschaute und für wahr nahm, was ich so von mir gab und dachte. Ich führte also ein durchschnittliches Leben und war im Rahmen meiner Möglichkeiten das, was ich unter „glücklich-sein" ver-stand. Daß ich trotz vieler Menschen um mich - im Beruf wie zuhause - einsam, ja fast allein war - entdeckte ich erst viel später. Als Rotraut so 30 Jahre alt geworden war, fing sie an, sich mit ihrer Geschichte zu be-schäftigen. Sie begann in psychotherapeutische Gruppen zu gehen, sehen-der zu werden und sich zu verändern. Sie zog mich mit auf ihrem Weg und ich partizipierte, aber selbst in eine Gruppe zu gehen, kam nicht in Frage, ich doch nicht, wozu denn...

Unsere Kinder, denen ich lange Zeit ein Vater war, der nie zu Hause war oder kaum Zeit für sie hatte, wurden erwachsen. Irgendwie hatte ich mich aus der Familie zurückgezogen. Unterstützt wurde dies von Rotraut in dem Bestreben, den Kindern meinen Grant, meinen Unverstand, fern-zuhalten. Und irgendwann kam ich dann nicht mehr hinein. Ich war draußen. Irgendwann - ich weiß noch nicht wann und wodurch - wandelte sich unsere doch und trotz allem irgendwie homogene Gruppe zu einem Haufen von Einzelkämpfern, die sich bekriegten oder aus dem Weg gingen. Übrig blieben Rotraut und ich. Teils froh, daß irgendwie Ruhe einkehrte, teils unfähig geworden, miteinander was anzufangen: Rotraut mit ihrer Entwicklung durch die Gruppen und ich, schön verändert durch ihren Einfluß, vorallem was den Umgang mit meinen Gefühlen betraf, aber nicht fähig, mich schon zu erkennen. Apropos Gefühle: jetzt ließ ich sie zu; ich war offen, wie ich es jahrelang nicht gewesen war, und es brauchte lang in mir, diese Schmerzen als Zeichen von Leben wahr- und anzunehmen. Vor 10 Jahren begannen wir, Kleinkinder als Pflegekinder für kurze Zeit bei uns aufzunehmen. Mit Wolfgang, unserem jetzt 7jährigen Pflegesohn ergab es sich anders und er wird bei uns bleiben, bis er allein leben kann. Durch Wolfgang habe ich erfahren, wie beglückend es sein kann, mit Kindern zu sein; er hat mich gelehrt, Geduld zu haben, mitzuleben, Liebe zu geben und zu empfangen. Ein Wandel geschah im Urlaub vor 3 Jahren. Rotraut und ich waren aneinander oder besser auseinander geraten. Damals sagte Rotraut zu mir: Fritz, tu was für dich, Therapie oder was, irgendwas. Und wenn du weggehst. Ich meinte: ich müsse für die Familie da sein. Rotraut hat erklärt, daß dies nicht wichtig wäre. Ich verstand nichts. Rotraut war mir fern wie nie vorher. So wollte und konnte ich mit dieser Frau nicht weiterleben. Und das schmerzhafte und wunderbare geschah: wir lösten uns aus unserem Miteinander-müssen und glitten in ein Miteinander-wollen. Wir waren nicht mehr von einander abhängig und imstande, auch allein zu leben. Die Freiheit zu entscheiden, machte es uns möglich, weiter miteinander zu wollen. Wahrscheinlich habe ich bisher unbewußt bewußt jenen Menschen aus meinem Bericht ausgeklammert, der mein Leben und das meiner Familie wesentlich bestimmt hat: meine Mutter. Nachdem ihr mein Vater vor rund 25 Jahren gestorben war, zog sie in unsere unmittelbare Nähe und begann unsere Familie zu vereinnahmen. Ich - braver Sohn, der ich war – bemerkte dies nicht, wollte es möglicherweise auch nicht sehen und Mutter übte volle Macht aus. Über die ganze Familie. Meinen durch sie doch ausgelösten Unmut bekam die Familie ab. Mutter ist eine Tut-man-nicht-Frau, die nichts Positives kennt. Sie wollte uns immer verändern, anders haben. Uns lieben, wie wir waren – mich, ihren Sohn, auch nur in meinem Sein zu akzeptieren, war und ist ihr nicht möglich. Sie ließ mich nicht los, und auch ich konnte sie nicht lassen. Und Vater – ein netter Mensch, wie ich – war nie vorhanden.

Teil 2: Blauäugig wie ich bin oder Die Krankheit bricht aus.

Versetzen Sie sich nun in den Januar '90. Kein besonders kalter Monat, wenig Schnee. Relativ viel Sonnenschein. Es war Dienstag, der 15. Januar. Meine mittlere Tochter Joana war an diesem Tag zu uns heimgekehrt – ihr Freund hatte Selbstmord begangen, und sie wollte und konnte dort nicht bleiben. Tochter Miriam, die Jüngste, neben uns wohnend, war vergrippt, ebenso ihr Freund, und unser Pflegesohn Wolfgang war auch erkältet. Miriam hatte den Hausarzt gerufen, und da auch ich mich nicht wohlfühlte, sah er auch mich an und schrieb mich krank. Drei Tage später war ich Patient des Franz-Josef-Spitals, Gast der Infektions-Abteilung, mit Gelbsucht. Nach etwa 14 Tagen waren die Diagnose-Möglichkeiten dieser Abteilung erschöpft. Vor die Wahl gestellt, an Vergiftung möglicherweise zu sterben oder mittels Operation nachzuschauen, entschied ich mich für die Operation und tat gut damit, denn in dieser 1. Februar-Woche hatte Prof. F. die Chirurgische Abteilung neu übernommen; er untersuchte mich persönlich, sagte leutselig „Das kriegen wir schon hin", lächelte freundlich und ließ mich in seine Abteilung transferieren. Meine Operation war die erste Tat Prof. F.'s in seinem neuen Bereich. Sie dauerte lange, war eine nach Whipple und er hatte mir die Gallenblase, zwei Drittel Magen, ein Stück Zwölffingerdarm und den Pankreas-Kopf herausgeschnitten. „Nur ein Scherzerl" wie er sagte. Der Chirurg hatte ganze Arbeit geleistet, auch auf menschlicher Ebene, denn Prof. F.'s vermittelte Kraft, Vertrauen, Interesse und Lebensfreude, und dies machte er körperlich spürbar, wie er selbst auch als Mensch spürbar, sozusagen angreifbar war. Für mich war das jedenfalls so. Rund 4 Wochen später war ich zuhause. Um 16 kg leichter, noch unwissend, was alles wirklich bedeutete, aber voller Selbstvertrauen und Lebenswillen. Apropos Leben: ich lebe gern und die Frage: nicht leben zu wollen, habe ich mir nie gestellt. Ich bin da, warum sollte ich mich mit der Frage „wozu?" blockieren! Wieso hat mich der Krebs erwischt? Als ich nachhause kam, war der Tumor entfernt, ich daher gesund und was sollte mich hindern, so weiterzuleben wie bisher? Blauäugig wie ich war, setzte ich Tumor nicht mit Krebs gleich – was ist denn Krebs überhaupt – und es war schon unverschämt von meiner Frau, mich hier aufzuklären. Denn nun begannen die Probleme damit. Das war sogar mir klar. Ich mußte was tun. Ich – ICH mußte mich ändern. Ich begann Simonton und LeShan zu lesen. Rotraut hatte gute Vorarbeit geleistet. Ich suchte mir einen Therapeuten. Ich fand Dr. B. und seine mittägliche Krebs-Gruppe. Ich fand Dr. L., dort als Mit-Therapeuten und ich fand ihn als Internisten.

Ich machte mich auf den Weg zu mir. Und ich wurde – dank all dieser Hilfestellungen – fündig.

Teil 3: Aus Rotrauts Sicht. Für mich begann es im Dezember. Fritz war immer sehr müde und gereizt. Ich führte dies jedoch auf den weihnachtlichen Streß in der Firma zurück. Im Jänner gab es dann echte Probleme: Wolfgang hatte im Kindergarten viele Schwierigkeiten und fand dort kein Verständnis, Joanas Freund hatte Selbstmord begangen und ich hab sie heim geholt. Fritz kam mit Gelbsucht ins Spital. Dann hieß es: Fritz müsse operiert werden und ich hatte Angst. Ich durfte Fritz gleich nach der Operation besuchen. Der diensthabende Arzt sagte mir, daß Fritz einen bösartigen Tumor gehabt habe. Ich holte mir Rat bei einer Freundin, die Krankenschwester ist. Sie sagte mir, worauf ich achten und welche Fragen ich stellen müsse. Am 2. Tag nach der Operation hatte ich ein Gespräch mit Prof. F. Ich fragte – wie meine Freundin geraten – ob Fritz' Leber sauber sein. Und durch meine konkrete Frage bekam ich konkrete Antworten über die Operation. Prof. F. meinte auch, er informiere Fritz über seinen Zustand, aber erst später. – Ich besprach dies mit Fritz, er war einverstanden, und ich weiß, es war gut so. Die erste Zeit wachte ich morgens mit einem Loch von Angst auf, dann trank ich Nerventee, nachmittags ging ich Fritz besuchen. Abends arbeitete ich beim Weinen oder weinte ich beim Arbeiten. Ich telefonierte in diesen Wochen mit vielen Menschen. Ich hatte beschlossen, allen die Wahrheit über Fritz' Erkrankung zu sagen, und ich habe dabei viel Liebes, Zuwendung und Hoffnung bekommen, aber auch sehr viele Ängste und Abblokkungen gespürt. Und ich habe auch die Kraft guter Gedanken erfahren. Ich begann, mich nach Büchern zu erkundigen, habe sie besorgt und gelesen. Habe mich um Adressen von Therapeuten und Ärzten bemüht. Habe mit Frau Dr. S. gesprochen, die mir zu verstehen gab, daß unsere Ressourcen gut stünden und war hernach sicher, daß eine Therapie die Chance ist. Ich war Fritz jeden Tag besuchen und wir konnten uns gegenseitig viel Ruhe schenken. Wenn wir das Gefühl hatten, wir werden unruhig, konnten wir dies einander sagen und den Besuch beenden. Anfangs habe ich Fritz Besuche ferngehalten und ich bin noch heute froh darüber. Fritz hat sich im Spital ausgeruht, er wollte nur wieder heil und gesund werden, er hatte keine Angst, war sicher, wollte nicht an Zukunft denken, was ich nicht verstand. Er hat sich geheilt. Es war ein wunderschöner Februar mit viel Sonne. In jenem Monat von Fritzens Spitalsaufenthalt beschäftigte ich mich mit Tod und Allein-Leben, wie das wäre mit Wolfgang. Ein weiteres Thema kam von Frau Dr. S.: das Loslassen.

Ich habe gelernt – mit Widerstand von mir und Fritz – nicht über ihn oder für ihn zu bestimmen. Er mußte für sich entscheiden, ob er etwas tun will, und was, mußte für sich allein Verantwortung übernehmen. Auch heute noch kann ich schwer den Mund halten, wenn er sich wieder mal überfordert. Die Angst bei Fieber ist gleich da. Als Fritz nachhause kam, hatten wir lange Gespräche: über Krebs, über seine Mutter (speziell, daß ich nicht mehr bereit war, ihn mit ihr zu teilen). Sehr wichtig waren unser Gespräche über unsere gemeinsame Vergangenheit. Soviel nicht gesehen zu haben, das durfte es nicht geben. In den fast 2 Jahren seither geschah mir, daß eine ururalte Traurigkeit, ausgelöst durch die Ängste der Krankheit, eine Traurigkeit, die da war von Anfang an, die immer wieder da ist, endlich frei wurde. Ich wurde freier und fröhlicher, mir selbst zugewandter. Arg habe ich die Zerissenheit in mir erlebt. Jetzt eine gute und ganz andere Beziehung und dort meine ganz große Verzweiflung, der Schmerz und die Wut über die Vergangenheit. Ich habe mich loslösen müssen von einem Mann, der nie da gewesen war, der mir sehr wehgetan hat. Gleichzeitig habe ich viel schönes erleben dürfen verbunden mit vielen Körpersymptomen, wie etwa Magen-, Blasen- oder Kreuzschmerzen. Langsam finde ich auch Zugang zu Fritzens Verhalten in der Vergangenheit. Fritz hat durch die Therapie gelernt, sich und mich auch im Gespräch zu spüren. Unsere Beziehung wurde intim, intensiv und ehrlich. Sie wurde stimmig. Das Schönste ist wohl, daß ich Fritz fühlen kann, er ist angreifbar. So lernen wir miteinander und voneinander leben.

Teil 4: Die Kinder. Unsere Kinder leben nicht mehr mit uns im Familienverband, das tut nur unser Pflegesohn Wolfgang. Daher beginne ich mit ihm: Wolfgang war durch mein Weggehen ins Spital total verunsichert. Der Papa, der mit ihm gespielt hatte, mit ihm spazieren gegangen war, der ihm Einschlaflieder gesungen, war nicht mehr da. Er war scheu bis ablehnend bei seinen Besuchen. Sein Papa hatte ihn verlassen. Das konnte er nicht verstehen. Endlich zuhause, kam er ganz vorsichtig wieder auf mich zu und litt jedesmal Ängste, wenn ich wegging, ob ich auch ja wiederkäme. Inzwischen ist es ihm sehr angenehm, daß ich fast immer da bin. Und mir auch. Ruth, unsere älteste Tochter, war mich einmal im Spital besuchen. Sie hat zu mir das, was man so unter einer ganz normalen Vaterbeziehung versteht: ich wurde und werde nicht in Frage gestellt. Ruth ist verheiratet und hat selbst Kinder. Ihr erweitertes Familienleben spielt sich in der Familie ihres Mannes ab. Sie schließen uns aus. Für Ruth ist es schön, daß ich lebe, weil ich ihr Vater bin. Da hat sich nichts verändert. Thomas hatte Angst, Angst um mich. Aber er war auch wütend. In seiner Therapie war er dabei, sich von mir zu lösen und er war gespalten. Er hatte auch Angst, daß ich mich verabschiede, bevor es uns möglich wäre, einander zu begegnen. Später hat Thomas seine Lebensmuster mit meinen verglichen und viele Übereinstimmungen festgestellt; und Angst auch krebsig zu werden, überfiel ihn. Heute ist unsere Beziehung klar, herzlich und liebevoll. Wir haben zueinander gefunden. Wir haben uns ausgesöhnt - welch ein Wort. Auch Joana stellt und stellte mich nicht in Frage. Ich bin ihr Vater, mit all den Eigenschaften, die sie mag oder auch nicht mag. Joana ist ein integrierender Faktor innerhalb unserer Familie; sie hält Streit nicht gut aus und versteht auch nicht so recht, daß er innerhalb einer Familie mal notwendig sein kann. Joana hatte einfach Angst um mich und schenkte mir ihre oftmalige Anwesenheit. Heute tue ich was mit Joana, ich gehe z. B. mit ihr Einkaufen. Das konnte ich früher nicht – eine Möglichkeit für uns, miteinander zu reden und uns näher zu kommen. Miriam. Es war fast überwältigend für mich, daß Miriam mich im Spital besuchte und noch dazu einen Blumenstock mitbrachte. Wir waren uns damals schon lange fern und konnten überhaupt nicht miteinander. Miriam war zu dieser Zeit ein gallespeiender Drache. Rotraut konnte sie angreifen und verbrennen. Ich war für sie nicht erreichbar, fremd. Mir wich sie aus. Mich mied sie. Was genau ich hatte, erfragte sie von mir erst sehr viel später, als ich schon lange zuhause war. Auch sie hatte entdeckt, daß sie viele meiner Muster lebte und fand Symptome für Krebs an ihrem Körper. Sie hatte nicht so sehr Angst, vor allem Wut. Inzwischen wurde Miriams Körper heil. Wir hatten Gespräche. Wenige. Aber intensiv. Und es ist uns geglückt, unser Bild voneinander von Vorstellungen, Unterstellungen zu befreien. Wir kommen einander vorsichtig näher. Nicht nur hie Miriam hie Fritz, sondern auch als Tochter und Vater. Dies empfinde ich als wunderschön.

Teil 5: Was mir die Erkrankung gebracht hat. Eine meiner schönsten Erfahrungen im Krankenhaus war, wieviele Menschen – und wie viele jener, von denen ich es nicht einmal erhofft hatte – Anteil an mir nahmen, wieviele mir Zuneigung und Nähe vermittelten und mir gute Gedanken schenkten. Das machte mir das Herz weit und gab mir Kraft. Ganz langsam wurde mir bewußt, daß Krebs mich heimgesucht hatte. Ich versuchte zu erkennen, wieso, warum er ein Heim in mir gefunden hatte. Ich begann zu suchen, mich zu suchen. Die Gruppe war mir eine konstante Hilfe und Rotraut. Das erste, was mich die Gruppe lehrte, war: die Entscheidung ob ich lebe oder sterbe liegt in mir. Die Möglichkeit an Krebs zu sterben, war evident, und ich sah sterben. Und ich lernte akzeptieren, daß jemand nicht mehr leben will. Ich lernte loslassen und annehmen. Auch meinen möglichen Tod. Ich lernte Gelassenheit. Aber ich lernte auch, daß vieles in mir liegt am Leben zu bleiben. Ich ging in meine Vergangenheit, ich besuchte Orte meiner Kindheit, entdeckte, daß meine doch vorhandenen Fähigkeiten zu lieben und Liebe anzunehmen, bei meiner Großmutter und einem lieben Onkel wurzelten, die einzigen meiner Kindheit, die mich liebten wie ich war, die mich nie hatten verändern wollen. Ich entdeckte die Fernheit meiner Mutter, und das Nichtvorhandensein meines Vaters. Ich suchte mich in meiner Elternfamilie, aber ich fand mich nicht. Ich war bloß da, aber ich war nicht so wie sie es wollten. Sie konnten nichts mir mir anfangen. In meiner Jugend wollte ich nie sein, wie meine Eltern, so nett, so angepaßt, so unauffällig und ich meinte auch anders gelebt zu haben. Es war schockierend wahr zu nehmen, wieviele ihrer Muster auch ich gelebt habe. Das begann beim Entschlüsseln meiner Lebenslügen im Beruf, bis zum Erkennen, daß ich meinen Kindern auch kein besserer Vater gewesen war. Vieles war mit mir geschehen, hatte ich geschehen lassen. Das war zu ändern. Niemand darf das Sagen über mich haben, als ich selbst. Viel neues Erkennen und Wissen, danke ich, danken wir Prof. Bahne-Bahnson. Wir hatten das Glück als Familie Mitwirkende an zweien seiner Seminare bei der ÖGPO in Wien zu sein. Dabei geschah, daß mein Mutterverhältnis klarer und für mich handelbarer wurde, ich konnte loslassen. Unsere Familie wurde transparent und Verstehen zwischen Eltern und Kindern, gegenseitige Akzeptanz fanden einen Anfang. Ein anderes Schlüsselerlebnis brachte ein Intensiv-Gruppen-Wochenende mit Dr. L., an dem ich erfuhr, ich werde angenommen und geliebt, so wie ich bin, ja gerade weil ich so bin, wie ich bin. Das war umwerfend neu für mich. Ich wollte und durfte endlich ganz ICH sein. Dies mir selbst zu erlauben, war gar nicht so selbstverständlich. Und doch oder gerade deshalb: dieser Fritz wurde angenommen, er gewann Sympathien, neue Freunde, er erhält Zuwendung und Liebe. Ich habe meinen Platz in der Familie gefunden. Meine Kinder fangen an, mich heutig wahrzunehmen und behutsam entsteht neue Nähe. Rotraut und ich konnten unsere gemeinsame Vergangenheit bestimmen und unserer Beziehung ein neues Fundament geben - aus liebevoller Zuneigung und neuem Verstehen. Gemocht habe ich mich immer, wenn auch nicht alles an oder in mir. Aber in mir sein, bei mir sein, in mir ruhen, habe ich erst erlernt. Und es tut gut. Mein Krebs hat mich heimgeführt, heim zu mir.

PS: In der Familie kursierte lange, einer meiner ersten Berufswünsche sei gewesen: Pensionist zu werden. Heute bin ich es.

Hinweise für Autoren des wissenschaftlichen Teils

Manuskripteinsendungen bitte an die Adresse der Österreichischen Gesellschaft für Psychoonkologie, Berggasse 20/25, A-1090 Wien.

Manuskripte sind in 3facher Ausfertigung, 1,5zeilig, maschingeschrieben einzureichen (wenn am IBM-kompatiblen PC erstellt [DOS-Betriebssystem], 3,5″-Diskette und Ausdrucke wie oben mitzusenden).

Die Manuskripte dürfen nicht anderswo publiziert oder zur Publikation eingereicht worden sein. Ein Exemplar verbleibt jedenfalls bei der Redaktion.

Die Manuskripte sollen kurz und präzise abgefaßt und möglichst durch Zwischenüberschriften gegliedert sein. Die Gliederung des gesamten Manuskriptes immer in dieser Reihenfolge: Autor(en)namen, Titel, Kurzfassung, Schlüsselwörter, abstract, keywords, Text, zitierte Literatur (alphabetisch geordnet), eine Korrespondenzadresse mit vollständigem Namen aller Autoren sowie Institutionen bzw. beruflicher Tätigkeit.

Zitierte Literatur in üblicher Form: sämtliche Autorennamen und Vornamen, Jahreszahl, Titel, Zeitschrift, Band, Seiten.

Wörtliche Zitate sind mit Seitenangaben zu belegen.

Abbildungen können nur in Ausnahmefällen veröffentlicht werden.